究極の運動法

脳を最大限に活かす

著者：
久賀谷 亮

エクササイズ監修：
中野ジェームズ修一

朝日新聞出版

はじめに

「運動は脳によい」というのは、広く知られるところです。

しかし、具体的にどの運動を、どのようにやれば、脳の働きに効果的かまでは、あまり詳しく知られていないのではないでしょうか。

これまで「脳にいいのは有酸素運動」という指導が主流でした。しかし、運動と脳の関係について研究する脳科学は、この10年でめざましく進歩しました。

キャンベラ大学（オーストラリア）のノーザイによるメタ解析（良質の研究データを複数まとめた解析で信頼度が高い）を筆頭とする大規模な研究によって、有酸素に限らず、筋トレ（レジスタンス・トレーニング）の脳への効果が明らかにされてきています。日本での筋トレブームと、よく呼応しているのかもしれません。

さらに、運動の多様化が進み、ジョギングなどのしっかりとした運動だけでなく、ヨガなどのゆったりとしたスローな運動にも注目が集まっています。これらの運動法の脳への効果もわかってきました。

さらには、強度の高い運動を、休憩をはさんで繰り返す運動法である「ＨＩＩＴ」も注目され、脳への効果も明らかにされてきています。

そして中でも一段と良質な科学的データが、バーゼル大学（スイス）ルディガらにより２０２０年に発表された、コーディネーション能力（定位・反応・連結・識別〔分化〕・リズム化・バランス・変換の７つの能力）を磨く運動の脳への効果です（これらはEXERCISE 05で紹介します）。

かつては、「脳の働き＝記憶（そして認知症の予防）」という狭いものでしたが、脳という複雑な臓器がもたらす多彩な働きへと注目が広がり、「集中力」「俯瞰力」「疲労回復」など、さらなる脳機能と運動との関係が、この10年でわかってきたのです。

脳のために運動するのは認知症予防のためだけではないし、多くの方々にも意味があることなのです。つまり運動は、仕事や日々の生活のパフォーマンスを最大限に発揮するために効果があるといえるでしょう。

本書の目的は、以下の３つです。

①脳のさまざまな働きについての具体的な運動方法を提示する。

②年齢問わず、仕事や日常といった普段の生活で、脳を最大限に活かす運動方法をお

伝えする。

③過去10年の知見を客観的にアップデートし、最新情報をお伝えする。

科学的データについては、その質を吟味し、客観的で偏りのない内容を導き出すことに努めました。そのプロセスから導き出された、脳によい運動の法則は、

「有酸素運動、筋トレなどを効率的にブレンドし、脳に特化したコーディネーションに関わる内容を含めたもの」

であることです。

これまで言われてきた運動法に加えて、脳を刺激するために巧緻な動きを加えることがパフォーマンスの質を高めるのです。

この法則を体現した、一つのメインがEXERCISE 05で紹介する「MIIT（ミート）」です。

さらに本書では、多岐にわたる脳の働きに応じて、それぞれの目的にあった、いくつかの方法が列記してあります。メインの方法である「MIIT」を続けるのもいいですし、その時の目的に応じて固有の方法を用いることもできます。

本書で紹介する運動方法は、フィジカルトレーナーの中野ジェームズ修一さんに監修いただいて確立されています。

科学的内容をみなさんにわかりやすくお伝えするために、本書はストーリー仕立てにしています。脳の働きが求められる代表格の仕事の場面を取り上げていますが、もちろん運動方法は仕事以外の日常の場面にも用いられる内容としてお役立ていただけます。

運動のレベルにも配慮して、運動が初めての方でも取りかかれるものから、運動に通じている中級・上級の方へも取り入れていただけるよう工夫しました。「運動は脳によい」という知識を、さまざまな人々が実践していただけるよう配慮しました。ぜひ、楽しみながらお役立ていただくことを願っています。

久賀谷　亮

脳を最大限に活かす
究極の運動法

本書は、運動が脳にもたらす効果と、具体的なエクササイズ法をストーリー形式でお伝えしていきます。

ひょんなきっかけから会社のトライアスロン部に入部した主人公が、「究極の運動法」を手に入れ、その効果が普段の仕事にまで波及していく物語です。

本書で紹介している運動法については、水分や休息を取りながらご自分に無理のない範囲で行ってください。その日の体調と相談し、きつさに無理があればやめるなど適切な対応をしてください。必要な方は医療者にご相談ください。

CONTENTS

目次

EXERCISE 02

アスリートのように「一瞬で集中する」技術 53

EXERCISE 03

「まだやれる！」と粘れる脳、「もうダメだ…」と諦める脳 73

EXERCISE 06

アスリートのように俯瞰し、チーム力を高める

カバーデザイン　鈴木愛未（朝日新聞メディアプロダクション）
本文デザイン　秋澤祐磨（朝日新聞メディアプロダクション）
イラスト・図表　江口修平

PROLOGUE

思えば10年以上、
運動らしい運動をしていない

「あなた、早く！　モタモタしないでよ」

妻の里美が呼ぶ声にイライラしながら、駆け足で階段を下りていくと、もう息が上がっている。

6歳になる娘の美鈴は、とっくに車の助手席に座っており、涼しい顔でこちらを見ていた。今日は週に一度の体操教室に彼女を送っていく日だ。

「こないだは跳び箱5段が跳べたんだよ。今日は側転をやるんだって。パパは側転できる？」

体操着姿でうれしそうに話すのが愛らしい。まだ6歳なのによく続いてるもんだ。

ほどなく到着し、娘を送り出す。

「行ってきまーす！」

こちらを振り返ることもなく、美鈴はパタパタと中へ入っていく。俺の顔には、思わず笑みがこぼれた。

・・・・・

「だから、そうじゃないって言ってるだろ！」

俺は憤然とオフィスの机を叩いた。新島はクールな表情を変えない。

「おっしゃっていることがよくわかりませんね。どうしてそんな無駄の多いやり方をするんですか？」

やつの落ち着き払った口調がまた気に障る。

「手抜きをしてちゃいい仕事になんないって言ってんだよ！」

「そんなに青筋立てないでくださいよ、清水先輩。別に嫌がらせをしているわけじゃないんですから。もっとも、先輩のアイデアが売上につながるならいいですが、これまでの結果を見るかぎり……さすがにちょっとねぇ。みなさんはどう思いますか？」

「新島！　貴様……」

俺は火がつくと止まらない。周りの社員も呆れていた。

「おいタクマ、もうよせよ」

同期の日暮と伊予が割って入る。新島は軽蔑するような視線をこちらに向けていた。

ここは渋谷の高層ビル23階にある株式会社メディア5のオフィス——。俺、清水琢磨はこの会社で働く36歳のシステムエンジニアだ。２００人近くいる社員の多くは20～30代で、Tシャツやジーンズ姿も多い。俺も周りに合わせてカジュアルな服装をしているものの、どこか落ち着かない。ネクタイ・スーツ着用の前職のほうが気楽でよかった。

オフィスでは、プロジェクトごとに小グループになって話し合っている様子がそこかしこに見える。５月の光がフロア全体を照らしていた。

そうこうするうちに、みんなが席に戻りはじめた。今日は月に一度のオンライン全社会議だ。コンピュータの画面には、顎髭を生やして真っ黒に日焼けをした男の顔が大きく映し出された。ＣＥＯの五利だ。

「『メディア５は業界№１になる』――俺はいつもそう言ってきた。それが、今月のこの売上はなんだ？　これじゃあ、№１どころか、みんなの給料を保障することすらできんぞ！」

豪胆な物言いはいつものことだ。かといって、これはただの脅しではなかった。いまのＩＴ業界は厳しい。油断すればすぐに職を失う。海外にも目を向ければ、替わりの人材はいくらでもいるからだ。

メディア５の創業者にしてＣＥＯである五利達夫は、起業からわずか10年足らずで会社をここまで大きくしたやり手のビジネスマンだ。裕福な家庭に生まれ、海外でエンターテイナーを目指すが挫折。めげずに立ち上げたこのベンチャーを大当たりさせた。そのスタンドプレーで投資家たちを引き寄せ、斬新なアイデアと押しの強さで競合たちを蹴散らしてきた業界屈指の風雲児だ。

何より、彼を特徴づけているのは、その風貌だった。短く刈り込んだ髪に、真っ黒に日焼けした肌。180台後半はありそうな長身と、グレースーツ姿の上からでもわかる屈強な肉体。このルックスは、ITの世界では圧倒的な異彩を放っていた。社員たちは裏で彼を「ゴリ」と呼ぶが、まさに彼はゴリラそっくりだった。

・

オンライン会議もそろそろ終わるかなと思ったあたりで、彼は再び口を開いた。

「それから最後に言っておくことがある――」

何かを察知した社員たちに緊張感が走る。こういうとき、ゴリは何かロクでもないアイデアを言い出すからだ。

「当社で実業団のトライアスロンチームを立ち上げることにした。ただし、社員の健康とか、企業イメージの向上とか、そういう中途半端なことを言うつもりはない。他社と同じレベルで満足していてはいかん。必ず『結果』を出してもらう。元オリンピック選手のコーチを用意した。目指すは世界に通じるチームだ！」

会議が終わると、フロアはトライアスロンチームの話題で持ちきりだった。

「いまどき実業団チームを立ち上げるって、ゴリはどうかしてるんじゃないの？」

「それもトライアスロンって……。ハードル高すぎでしょ」

「っていうか、誰がやるの？　私は絶対無理。仕事で手いっぱいだもん」

口々に好き勝手なことを話しているが、しょせん他人事だ。

俺もみんなと大差はなかった。運動なんて、大学以来ほとんど何もやっていない。高校・大学と、陸上部に所属し、短距離で県大会や地区大会に出場したこともあったが、社会人になってからは日々の忙しさに流されて、スポーツどころではなかった。

思えば、15年くらいは運動らしい運動をしていないことになる。当然といえば当然だが、体重も10代のころと比べると20キロ近く増え、小太り体型になりつつある。

・・・・

「それにしても、なんでよりによってトライアスロンなんだろうなあ……」

その日のランチどき、社食で伊予がボソリと呟いた。

「ああ、その件か。ある筋から聞いたんだが……どうやら社長は、自分でもトライアスロンをやっているらしい……」

日暮が言った。

「え、ゴリのやつがトライアスロンを!?」

日暮はあいかわらずの情報通だ。メディア5に移ってきたタイミングは同じなのに、俺よりもはるかに多くの情報を集めている。

メディア5の業績は最近精彩がなく、競合とも抜きつ抜かれつの状況だ。実は、当の社長が女性問題をスクープされたのも要因だ。スタンドプレーが得意なくせに、今回ばかりは虚を衝かれたらしい。同業他社がリークしたとも言われている。ここで実業団チームで起死回生を狙うなんて、IT業界風雲児の考えそうなことだ、とは日暮の分析だ。


思えば1年前だった。突然、俺が前に勤めていた会社が身売りを決めた。経営が傾きつつあったのは知っていたが、まさしく寝耳に水だった。その会社を買収したのが、IT業界の風雲児・五利が率いるメディア5——。

残された社員たちの苦境は目に見えていたが、日暮・伊予、そして、俺の同期3人組は、同僚たちが次々と転職していくのを指をくわえて見ているしかなかった。俺たちの実績はお世辞にも褒められたものじゃなかったし、転職先でアピールできるようなスキルもなかったからだ。

メディア5に来てみれば、五利社長は大胆なリストラ好きで知られていた。このご時世、社内でリストラ候補筆頭は間違いなく俺たち3人……。


「タクマ、新島とは仲よくしとけよ。仮にも課長なんだから」

日暮は呆れたような顔でこちらを見ている。

「そんなことできるか！」

何を隠そう、新島も前社からの同僚であり、俺たち3人の1年後輩にあたる。やつが新人として入社してきた1年目、その教育係を任されたのが俺で、当時は相当厳しく指導した記憶がある。しかし、メディア5で日陰に追いやられている俺たちとは対照的に、やつだけはゴリにいたく気に入られ、すぐに昇進が決まった。おそらく新人時代の恨みを晴らそうとしているのだろうか。最近はどうも態度が変わってきて、露骨にこちらを見下すようになったのが何よりも気にくわない。さきほどフロアで新島にキレてしまったのも、ここ数週間の鬱憤が原因だった。


俺もかつては捨てたもんじゃなかった。

かつて世間では花形といわれたシステムエンジニア。いま時どんな企業もコンピュータシステムを持っている。会計システム、社内連絡システム、セキュリティシステム……さまざまな開発・導入やメンテナンスに関わってきた。これは俺の希望の職だったし、20代のころはもっと活力とやる気に満ち溢れていた。身体ももっとスリムで、キビキビと動けていたと思う。

「（いつからこうなっちまったんだろ……）」

心のなかでそう呟く。私生活も惨憺《さんたん》たるものだ。メディア5への吸収合併が決まったあたりから、妻の里美とは喧嘩が絶えない。実際、俺の給料は以前と比べると激減していた。2人の子どもを養っていくのには、かなり心許ない金額だと言わざるを得ない。俺の将来を危ぶんで、不安になっているのだろう。

それに追い討ちをかけるのが、息子の浩一だ。今年で12歳になる浩一は、反抗期に差し掛かっており、こちらが何か注意しようものなら、口ごたえすることも多くなってきた。

そんな俺にとって、唯一の癒しは娘の美鈴だ。俺がどんなに機嫌が悪くても、娘はニコニコとしながら、黒い瞳でまっすぐにこちらを見ていてくれる。

「(この子を苦しませるなんてやりきれない。なんとかしなきゃな……)」

週末が来るたびにぼんやりとそう思うが、何からはじめればいいかはさっぱりわからない。

そうこうしているうちに、また新しい1週間がはじまる。その繰り返しだった。

・・・・

だからこそ、こんな俺が選手に選ばれるとは思いもよらなかった。

何より、ゴリは「必ず『結果』を出してもらう」と言っていたではないか。

それなのに、なぜ俺がトライアスロン選手に選ばれてしまったのか……。

だがそれは、俺にとって人生の大転換のはじまりだった――。

EXERCISE

01

やる気になるには、
身体を動かせ

「みなさん、はじめまして。五利さんに招かれたコーチのルイーザ・ノイマンです」

終業後、会議室に集められた俺たち5人は、呆気に取られていた。

栗色の長い髪と蒼い目をした女性。歳は20代だろうか。若く見える。決して大柄というわけではないが、文句のつけようがないスタイルだ。しかも、それは過度なダイエットで無理やり痩せたものではなく、運動によって磨き抜かれた身体なのだということがひと目でわかる。可愛らしい顔をしていて、美人には間違いないが、その裏には有無を言わせない意志を感じさせる。

「いや……あの、俺たちまだ何も聞いていないんですけど」

たまらず日暮が口火を切ったものの、ルイーザはかまわず続けた。

「あなたたちをオリンピック選手にするためにドイツからやってきました。みなさんには今日からトライアスロンをやっていただきます」

「……」

「…………？」

「……………………！」

「えぇぇーーーーーーーーーっ!!」

「俺たち毎日ギリギリでやってんですよ」

「オリンピックなんて無理に決まってます」

「業務量は調整してもらえるんでしょうね?」

口々に不平を言う俺たちの言葉が何も耳に入らないかのように、ルイーザは五利社長からの言葉を伝えた。どうやらゴリも、社員のなかから運動歴のある者をトライアスロン部のメンバーに選ぼうとしたが、そのほとんどが断ったそうだ。当然といえば当然の話である。

結局、なんとか承諾がとれたのが2名。工藤という20代の男性は、メディア5に新卒で入社した生え抜き社員だ。仕事はそつなくこなすが、言われたことを最低限にこなすだけで、やる気があるのかないのかよくわからない。要するに、いかにもいまどきの若者といった感じだが、高校生のころに水泳でインターハイ3位の実力だったのだとか。

もう1人は、経理部にいる友近という女性。こちらも年齢は20代。情報通の日暮によれば、前にいた会社で実業団のマラソン選手として活躍していたそうだ。

2人とも期待されて選ばれたが、決して喜んでいるふうではない。それに、コーチが外国人だとまでは聞いていなかったようで、ルイーザを目の前にして戸惑いを隠し切れていない。

そして、残るのが俺たち、つまり清水・日暮・伊予だ。完全に「人数合わせ」である。ろくに業績も上げていない俺たちであれば、現場への影響もないし、文句を言うこともないとゴリが判断したのだろう。何も知らないまま会議室に呼ばれ、蓋を開けてみたらこれだ。

デスクワーカーになぜ「運動」が必要なのか

「おお、集まっているな！　ルイーザ、遠路はるばる、ありがとう！」

会議室に入ってきたのは五利社長だ。彼はルイーザとガッチリ握手を交わすと、こちらに向き直った。

「みんな、ルイーザはオリンピックにドイツ代表として出場したこともあるトライアスリートだ。その後、コロンビア大学で『脳と運動』の関係性について研究し、脳科学の博士号も取っている。いまでは科学者兼コーチとして活躍しているが、俺と彼女はちょっとした知り合いでな。こうして君たち『メディア5トライアスロンクラブ』のために、ドイツからわざわざ来てくれたというわけだ」

ゴリは「君たち」と言うとき、明らかに工藤と友近の2人に語りかけていた。俺たちは完全に眼中にない。どうやらゴリが「世界に通じる」選手を期待しているのはこの2人であって、こちらはそのための雑用係として駆り出されたのだろう。まったくやってられない。

「世界を目指すという目標がどれくらい無謀かは俺だってわかってるさ。だがな、何事だってやってみなきゃわからん。行動あるのみだ！　それができないやつは、せいぜい周りの足を引っ張らないことだな」

そう言い残すと、ゴリは颯爽《さっそう》と出て行った。

「そもそも、トライアスロンってなんでしたっけ？」

気まずい沈黙を破ったのは伊予だった。この男はいつもマイペースだが、よくも悪くも、空気を読まないところがある。俺も日暮も、彼のそういうところにはいつも助けられていた。

「伊予さん、質問ありがとう」ルイーザはうれしそうにうなずく。

「一般的なトライアスロンは、水泳1・5キロ、自転車40キロ、ラン10キロを続けてやるスポーツよ。今日は試しに走ってみましょう。こちらに、みなさんのウェアが用意されています。五利さんからのプレゼントよ。やさしい社長さんなのね！」

「っ……！」

反論する間もなく、ルイーザは俺たちを近所のトラックへ連れ出した。工藤と友近は軽いストレッチをしたあと、慣れた様子でトラックを走りはじめる。俺たちも仕方なく2人に続くが、数百メートルもいったところで息が上がってきた。

なかでも、いちばんひどいのが俺だった。運動経験のある工藤・友近には敵うはずがないと思っていたが、何よりショックだったのは、日暮・伊予にすら、周回遅れの差をつけられたことだ。

「おいおい、タクマ、いくらなんでもそのスピードはひどすぎるぜ」

「タクマ、腹の肉がタプタプ揺れてるぞ！　さすがに太りすぎじゃないか～」

先にゴールした日暮と伊予は、爆笑しながら俺の走りにヤジを飛ばしている。その横にいた工藤と友近も、さすがに苦笑いを隠せないようだ。そうこうしていると、俺は腹の中から突き上げてくるものを感じ、気がつくと吐いていた。みっともないやら腹立たしいやらで、見境なく叫んでいた。

「やめたやめた！　アホらしい。何が世界だよ。こんなことがやりたくてこの会社にいるわけじゃない。やりたいやつは勝手にやれよ。俺は帰るからな！」

またいつものクセだ。すぐに頭に血が上ってキレてしまう。信頼関係のある同期だからこそ許される軽口だとはわかっていたが、あまりの情けなさに自分が許せなかった。朝に新島との件があったから、今日で2回目だ。日暮も伊予もさすがに呆れ顔でこちらを見ている。友近もランニングをやめて心配そうな表情をしているが、工藤だけは走るのをやめない。俺の横を通り過ぎるときには、「(そこまでできないの?)」という声にならない声が聞こえた。

「オーケー、タクマ。今日はもうやめにしましょう。みんなも集まって」

ルイーザが軽く手をあげながら言った。

「いきなり『走ろう』なんて言ってごめんなさいね。みなさんのレベルをちょっと把握しておきたかったの。でも、もう大丈夫。いまのでだいたいわかったから。それで……今日はもうちょっと別のことをしましょう」

「……別のこと?」

日暮が訝《いぶか》しげに聞き返した。

「ええ」ルイーザが力強く答える。「みんな、きっとこう思っているんじゃないかしら?『どうして自分がこんなことをしなくちゃいけないんだ? 自分たちの仕事は、身体じゃなくて、頭を使うことなはずなのに……』ってね。どうかしら?」

あまりの図星に、みんなは黙ってうんうんと頷いた。

「五利さんの思いつきでこのチームが生まれたことも私は知ってる。それに、タクマたち3人は、別の会社からメディア5に移ってきて、大変な思いをしてるってこともね。もっと率直に言えば、『首の皮一枚』の状況ってとこかしら」

俺たち3人は互いの顔を見合わせた。ゴリのやつ、そんなことまでも社外の人間に話すなんて、何を考えているんだ。それにしても、このドイツ人……意外と辛辣だ。

「運動＝記憶力アップ」という誤解

「ただね……運動って『脳』にも効くのよ。いや、効くどころじゃない。運動こそが『強い脳』をつくると断言してもいいわ」

ルイーザが人差し指を立てながら言うと、日暮がすぐに割って入った。

「それなら聞いたことありますよ。『有酸素運動をすると記憶力が高まる』って、こないだテレビでもやっていましたから。でもね、ただ記憶できるようになっても、仕事のパフォーマンスが上がるわけじゃないんだよ。いまはインターネットでたいていのことは調べがつくからね。ものを覚えていられるかどうかは、そこまで重要でもなくなってい る」

彼のツッコミは想定済みとでも言うように、ルイーザはゆっくりと頷いた。

「ええ、そうね。『運動＝記憶の改善』ではないの。記憶っていうのは、脳の働きを知る入り口だったから、これまで歴史的にもいちばん研究されているというだけ。脳の働き、

● 認知能力の関係

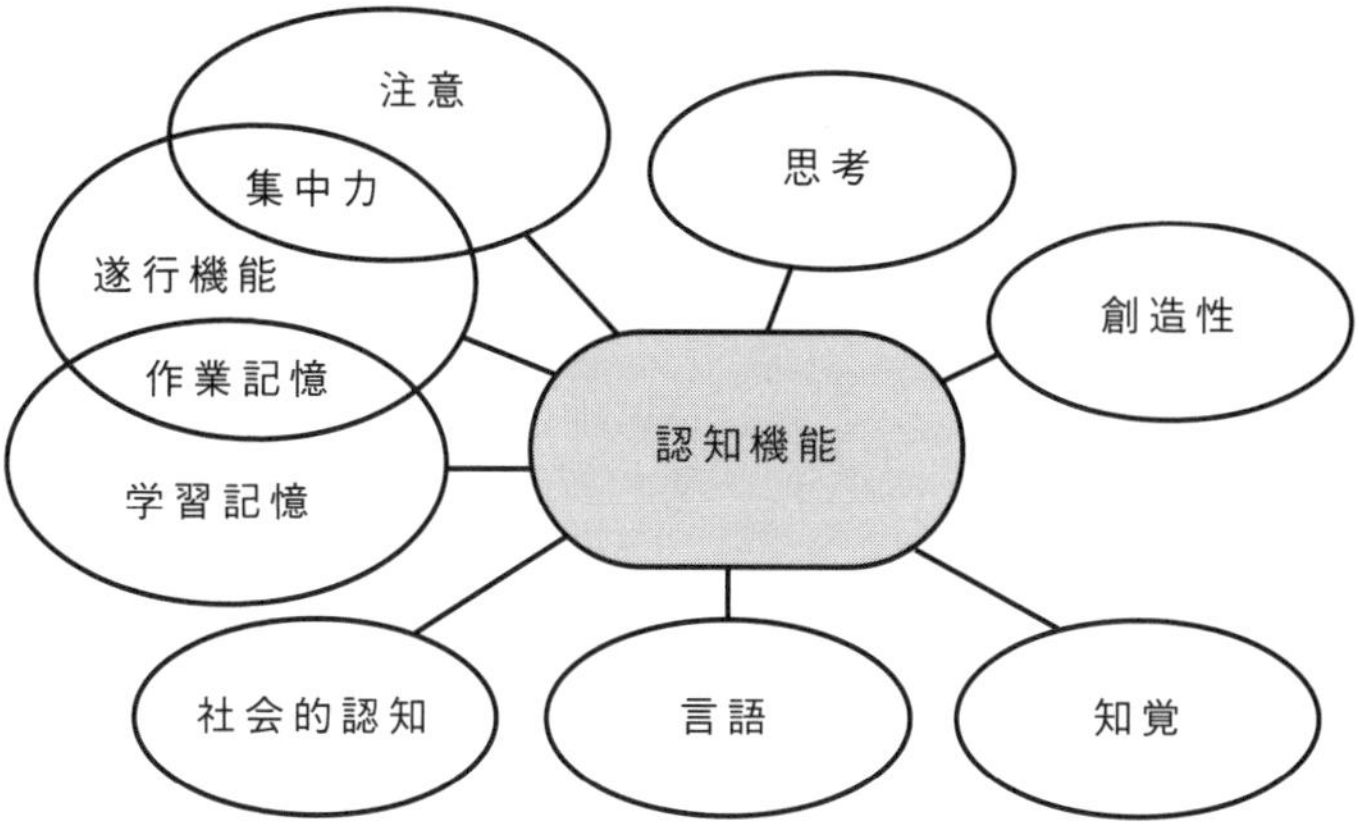

いわゆる認知機能はほかにもいくつもあるわ。そして、運動は、記憶以外のさまざまな認知能力の向上に関係することがわかっているの。それも、複数のメタ解析、つまり、質の高い研究を束ねた最も信頼性の高い研究で、そのことが証明されているわ[1]」

ルイーザはそう語ると、脇に抱えていたタブレットを開き、スライドを映し出した。俺たち5人は彼女を取り囲むように、トラックの地面に座り込む。

「今日、みんなに教えたいのは『意欲』への作用。運動をすることで、仕事や運動に対する『やる気』が高まることがわかっているの。今日はそのメカニズムと方法をレクチャーします」

脳の「やる気回路」を動かせば、誰でも「運動する気」になれる

「人間がやる気を出すのはひと苦労。医者に『このままでは病気になる。運動しなさい』って言われても、ほとんどの人は運動をはじめないし、はじめたとしても続かない。ほんとはちょっと身体を動かすだけでも、かなり寿命が延びるのに。ノルウェースポーツ科学学校のエケルンドらによる３６００人の対象者に基づいたメタ解析（複数の質の高い研究を束ねた最も信頼性の高いデータ）では、ごく軽く身体を動かしただけでも、早死にしなくなったってことが示されてるわ[2]」

「『運動をしたほうがいい』なんてことは、俺たちだってわかってるさ。でも、仕事も忙しいし、家族のこともある。身体はヘトヘトだ。相当な気合を入れないと、運動をしようなんて思えないぞ」

「そうね。でもね、運動のやる気を出すすごくシンプルな方法がわかったの。脳にはやる気回路があって、そのうえにはいろいろな〝船着場〟があるの。ここへ〝船〟が到着すると、回路が動き出したり止まったりする。そのうちのある〝船着場〟が、運動のやる気スイッチだということがわかったの。これを『ＣＢ１受容体』というわ。ムグルザたちフランスとスペインの研究者がネズミの脳でたしかめたところ、ＣＢ１受容体に

〝船〟が着いた途端、ネズミは走りたい気持ちが2倍になったの[3]」

日暮がすかさず質問した。

「そのスイッチはどうやって押すの？」

「そう、問題はこの〝船着場〟に着く〝船〟のほうね。CB1受容体のスイッチを入れる脳内物質は、『エンドカンナビノイド』っていうんだけど[4]、じつはその物質をつくるには身体を動かすのがいちばんなの」

「おいおい、完全に詭弁じゃないか」ずっと黙っていた伊予が珍しく声を上げた。「だってそうだろう？　運動する気になるためには、やる気の出るスイッチを押せばいい。でも、やる気スイッチを押すには、運動する必要がある……」

「アハハ、これじゃ、俺たちは永遠に運動できないことになるな。こりゃいいぞ！」

俺が混ぜっ返すと日暮と伊予の2人は笑ったが、工藤と友近はまったく表情を変えない。ルイーザは苦笑しつつも、講義を続けた。

「そうも言えるかもしれないわね……。でも、実際には、まず『運動』からはじめることをおすすめするわ。『やる気』がなくてもできる程度の、ごく軽い運動。これを『2分』でいいからまず継続するの。そうすると、脳内にエンドカンナビノイドが分泌されて、やる気回路が動き出す」

「要するに、自分の脳にある種の『ドーピング』をしろってことか？」

調子に乗って軽口を続けたつもりだったが、俺の言葉にルイーザはうれしそうに手を叩いた。

「ゼア・グート！　タクマ、いい指摘ね。実際、エンドカンナビノイドはマリファナに似ているの。マリファナを吸ってる人たちの半数以上が、運動の意欲が高いっていうデータもあるくらいよ。[5]

トライアスロンよりもっと長い距離のプロ選手のリッチ・ロールが言ってるわ。『やる気よりまず行動』だって。[6]つまり、やる気って〝待つ〟ものじゃなくて、自分で身体を動かして〝つくる〟ものなの。ただ、なるべくやる気のいらないくらいの、軽い運動からはじめること。ポイントは、運動らしからぬ動きでさりげなく心拍数を上げることね。しかも楽しく。サッカー選手が円陣になって、リフティングをしながら楽しそうに練習をはじめるでしょう？　あの感じね」

「やる気がいらないくらいの軽さ」を意識する

「だから、とにかくまずは2分、身体を動かしてみる、か……」

伊予は納得したようにルイーザの言葉を繰り返した。誰よりもロジックを重んじるこの男は、サイエンスに裏打ちされたルイーザの説明に心動かされたらしい。いや、伊予だけじゃない。日暮はもちろん、俺自身も、彼女の方法を試したくなってきていた。

「これって、仕事のやる気にも使えるの？」

意外なほうから飛んできた声に振り返ると、それは工藤だった。「ゆとり社員」呼ばわりされている工藤だが、彼は彼でこの理論に関心を持ったらしい。

「いい質問ね！　そう、私は言ったでしょう？　運動こそが強い脳をつくるのよ。だとすれば、その影響は当然、仕事やふだんの生活にも出てくる。イギリスの２００人規模の会社での研究によれば、職場で運動を取り入れたところ、仕事のやる気が１・３倍にアップしたそうよ[7]」

俺たち３人組のモチベーションの低さは相当なものだが……それでもなんとかなるのだろうか。

「『やる気がいらないくらいの軽い運動』って、具体的には何をやればいいんでしょうか？」

ずっと黙っていた友近も口を開いた。彼女もルイーザの「モチベーション理論」が気になるのだろう。

「そのためのきちんとした方法があるわ！」彼女はトラック横の倉庫から、20センチぐらいの高さの台を持ってきた。

「その名も『ステップ・ワークアウト・バリエーション』――。やり方は簡単よ」

そう言うと、彼女は台を昇り降りしはじめた。横文字にすると聞こえはいいが、早い話が「踏み台昇降」ではないか。ルイーザはダンスを舞うように、時にスピーディに時にリズミカルに踏み台昇降をはじめた。

「だまされたと思ってやってみて」

「やる気を出す」エクササイズ

ステップ・ワークアウト・バリエーション

・台あるいは階段で、次の4パターンの踏み台昇降を30秒ずつ行う
・それぞれのパターンのあいだには5秒間の休みを入れる
・なるべく心拍数が上がるように
・ダンスステップのように楽しんで

脳のココに効く！

前頭葉、側坐核、腹側被蓋野

おすすめ強度

中等度（目標60－70％）

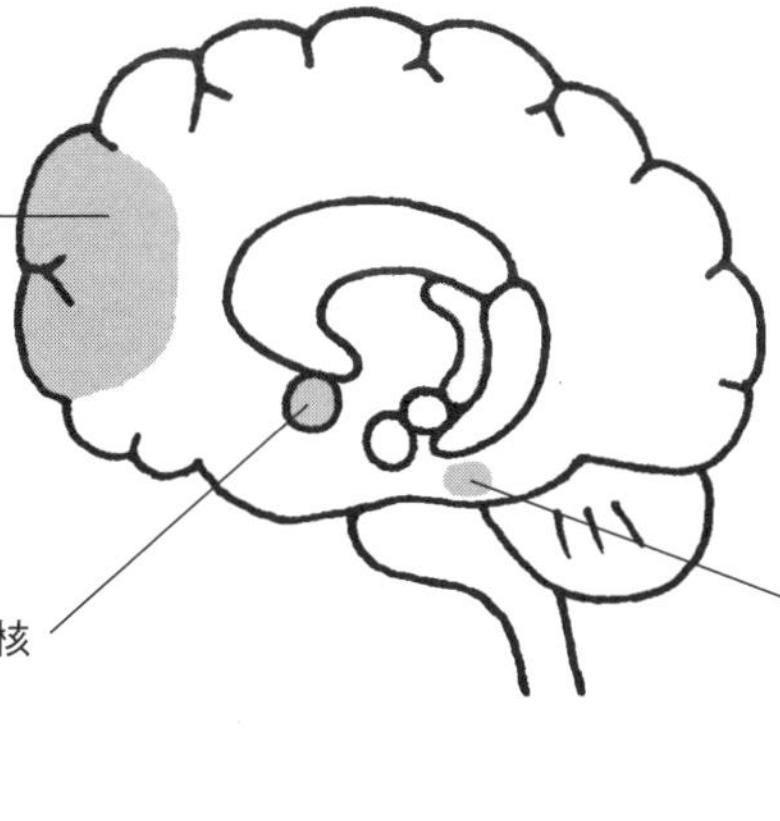

❶ ステップ台の前に立ち、
その場で片足ずつ、左右交互に昇り降りをする。
30 秒を目安に続ける。

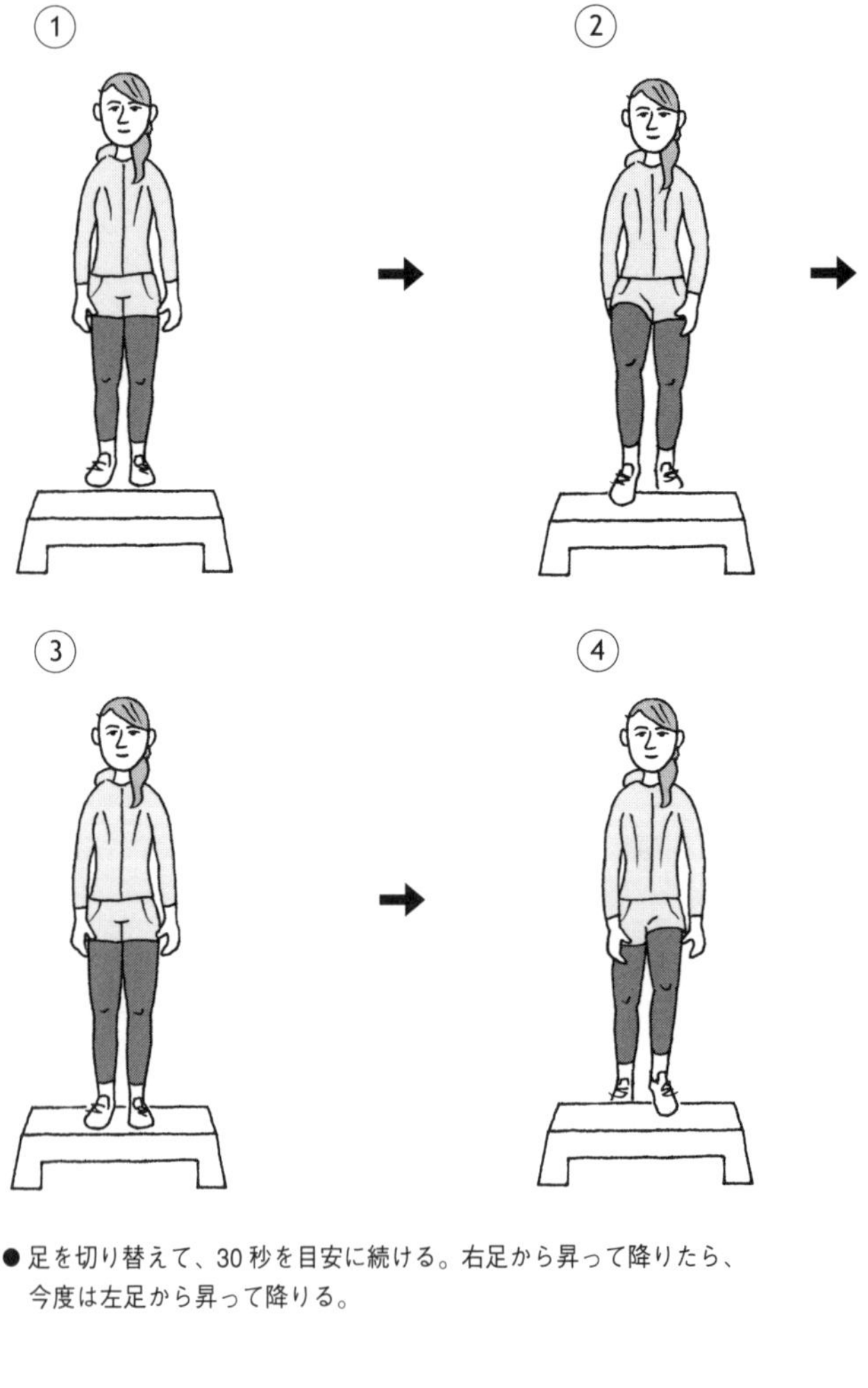

● 足を切り替えて、30 秒を目安に続ける。右足から昇って降りたら、
今度は左足から昇って降りる。

❷ ステップ台の前に立ち、その場で片足ずつ、
左右交互にタッチをする。30 秒を目安に続ける。

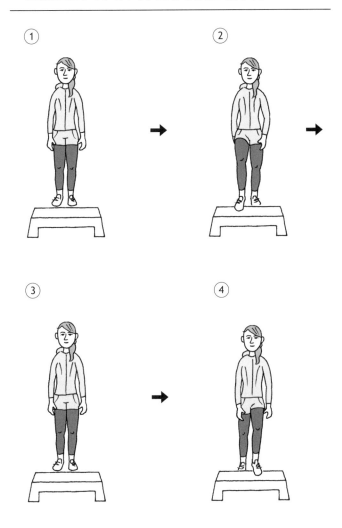

①

→

②

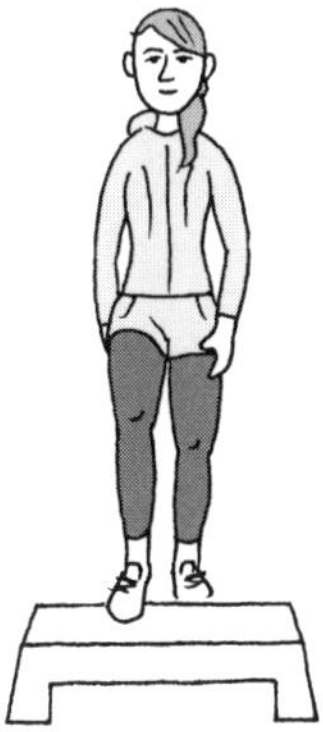

→

③

→

④

❸ ステップ台の横に立つ。ステップ台に左足を乗せ、
右足もステップ台に乗せる。降りるときは、左足から降りて次に右足を降ろす。台の反対側にわたったら、今度は右足から昇り同じことを繰り返す。先に乗せる足を代えて30 秒続ける。

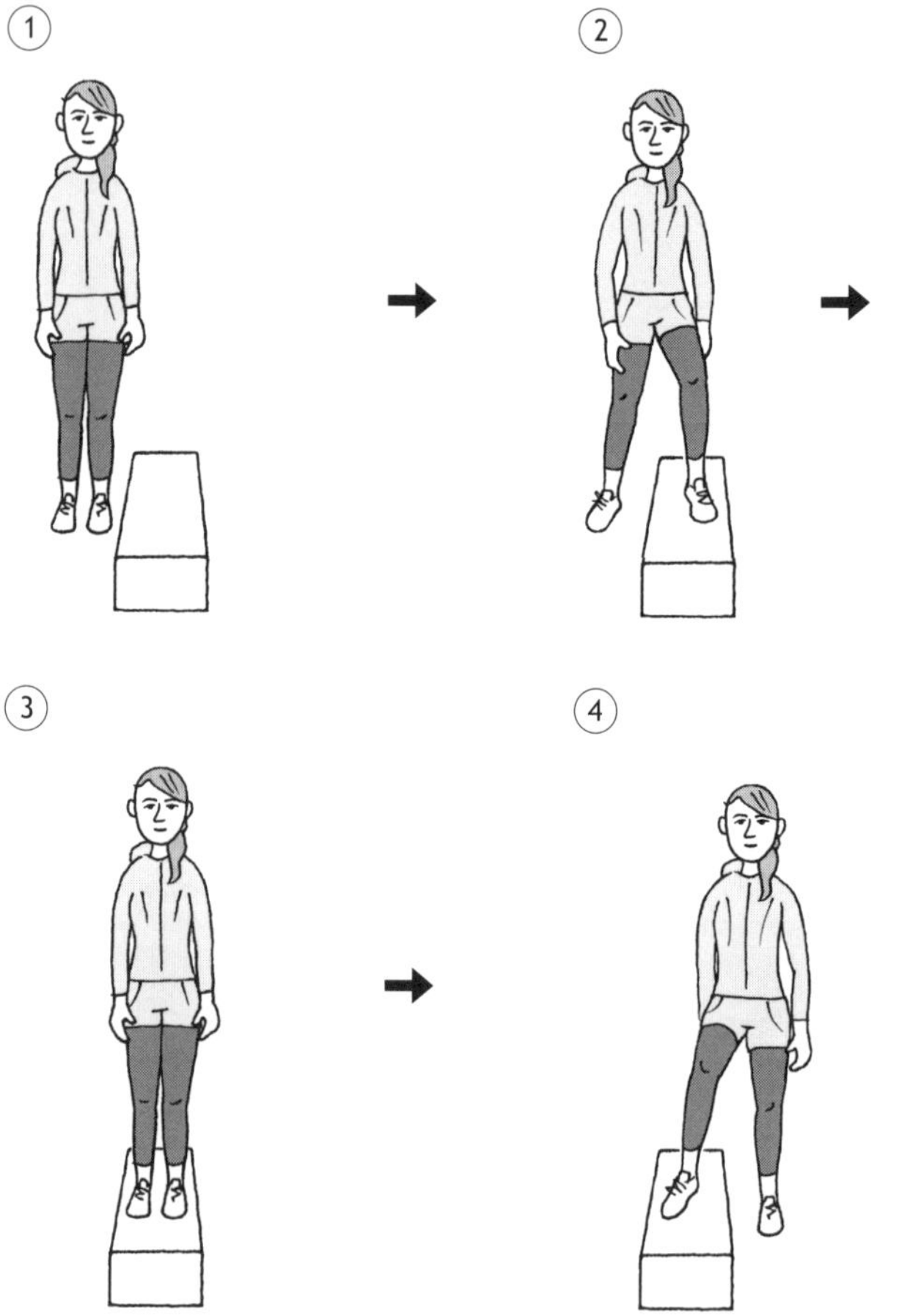

❹ ステップ台に斜めに立つ。斜めからステップ台に片足を乗せ、もう片方の足もステップ台に乗せる。先に乗せた足から逆側の斜めに降りる。30 秒を目安に続ける。

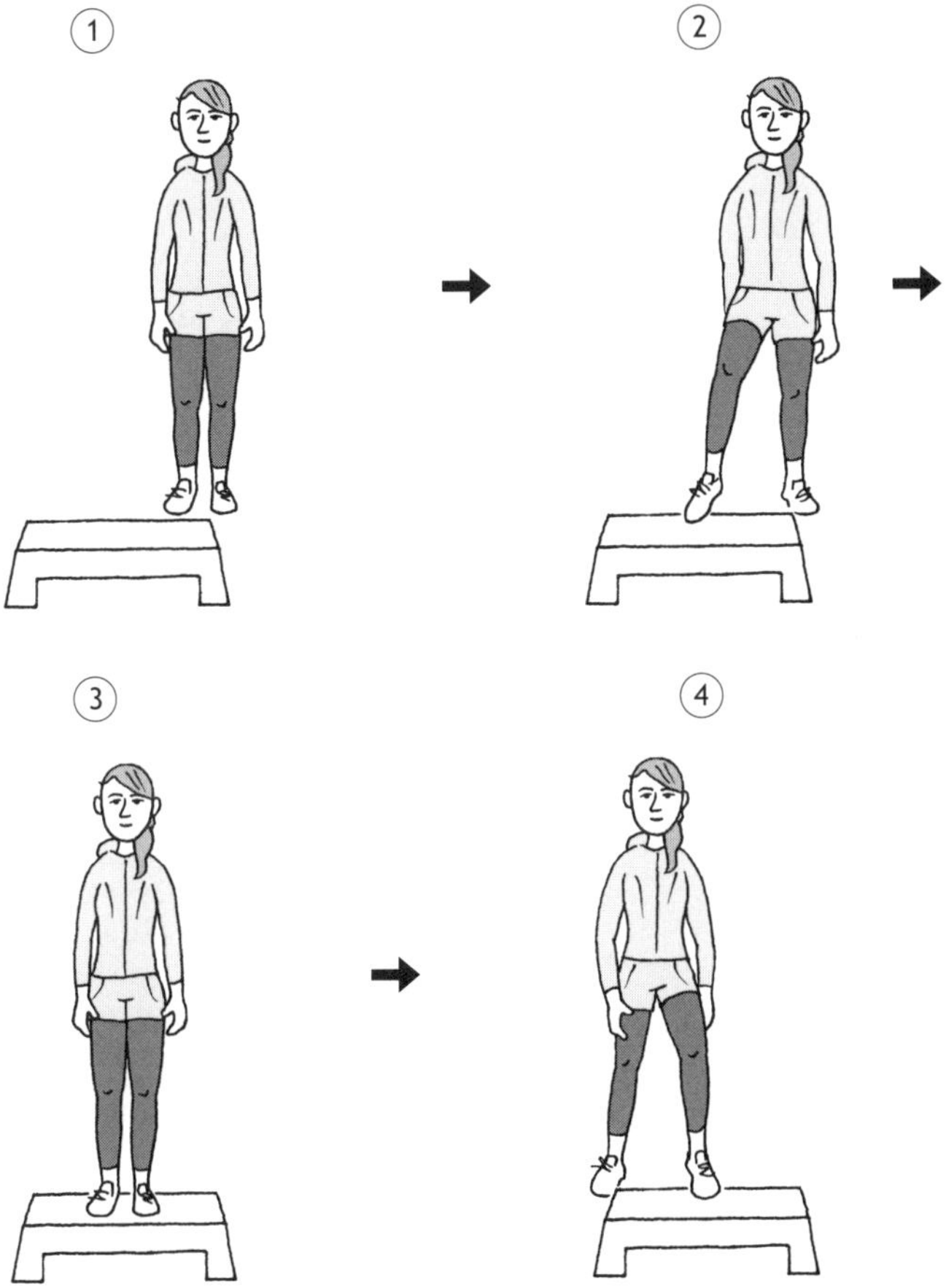

● 右足から始める場合は、左斜めからステップ台に右足を乗せ、左足もステップ台に乗せる。右足から右斜めに降りる。次に右斜めからステップ台に左足を乗せ、右足をステップ台に乗せる。左足から左斜めに降りる。

運動強度の考え方

下記の計算式をもとに「目標心拍数（カルボーネン法による）」を算出する。

目標心拍数＝（220－年齢－安静時心拍数）×運動強度（％）＋安静時心拍数

軽度：40～60％／中等度：60～80％／強度：80～90％

例：35歳・安静時心拍数60・中等度の負荷の場合

目標心拍数＝（220－35－60）×60～80（％）＋60＝135～160

心拍数の計測が面倒だという方は、ボルグスケール[8]も目安にする。

軽度：息が切れない／中等度：息が切れるが話はできる／強度：話が難しい

仕方なくはじめたものの、しばらくすると要領がわかってくる。ダラダラやっているだけなのに、いつのまにか息が上がってきていた。

「はい、そこまで！」

ルイーザのかけ声とともに、俺たちは踏み台昇降をストップした。

● ボルグスケール

20		
19	very, very hard	非常にきつい
18		
17	very hard	かなりきつい
16		
15	hard	きつい
14		
13	somewhat hard	ややきつい
12		
11	fairly light	楽である
10		
9	very light	かなり楽である
8		
7	very, very light	非常に楽である
6		

「どうかしら？　運動、したくなった？」

彼女はどこかいたずらっぽい目でこちらを見ている。

「おいおい、こんなことで運動したくなるはずがないだろう。俺たちの運動不足を舐めてもらっちゃ困るよ！」

日暮が答えたが、その言葉はどこか白々しく響いた。やつもおそらく実感しているのだろう。そう、心なしか気分がいいのだ。なんだか楽しかったし、心拍数も上がっている。たしかに、いまからならちょっとくらい運動してもいいような気がする。彼女は今日のトレーニングの最初に語ったとおり、運動には脳を変える力があるのかもしれない。

「そうね」ルイーザはフッと笑った。「まあ、今日はこれくらいにしておきましょう。これで解散にしますけど、最後に1つだけ。これから毎週、私からみなさんにメルマガを送るわ。ここでのお話にも関係するトピックを取り上げるので、必ず読んでおくように」

・・・・

「なんでまたコーチがドイツ人なんだよ。やってらんねえ」

帰りしなに俺がこぼすと、伊予が遠くを見るような目でボソリと言った。

「でもルイーザ、かわいいよな……」

「伊予、お前バカかよ。でも……ルイーザって可愛いだけじゃないみたいだぜ」

日暮が呆れたように言い、スマホでウェブページの画面を見せてきた。それによれば、ルイーザ・ノイマンはトライアスリートとしていまもドイツ国内記録保持者で、コーチとしても数々のオリンピック選手を輩出しているらしい。ゴリのやつは「コロンビア大学で脳科学を学んだ」と言っていたが、そこで師事したのがノーベル賞科学者のエリック・カンデル。ＩＱ１６０でメンサにも名を連ねているらしい。

「おいおい、バリバリじゃないか……」

また、それによれば、彼女の母は日本人らしい。だからあそこまで日本語が流暢なのか。

俺も検索をかけてみると、ルイーザがオリンピックに出場したときの写真を発見した。

２０１２年ロンドン――。ドイツ陸上チームのメンバーたちだろう、数人の選手はメダルを胸にかけている。ルイーザはというと――その胸にメダルはなかった。

ルイーザのメルマガ①――それでもやる気が出ない人へ

ハロー！　みなさん、ステップ・ワークアウト・バリエーションはいかがだったかしら？　ちょっとやるだけでも気分がよくなるから、日常のスキマ時間なんかにもぜひ試してみてね。

さて、今回からこうしてメルマガをみなさんに送りますが……第１回のテーマは「運動意欲のアップ方法」。前回レクチャーしたもの以外にも、いくつかの興味深い研究をご紹介したいと思います。

フィンランドとイギリスのグループが、２０１８年に89の研究と約２万人のデータをもとに示したところによれば、運動のモチベーションを高める方法としては次のものがあります。[9]

①　目標を設定する[10]：体重減少・健康・レースに出るなど

② 成果をモニターする[11]：効果を実感する

③ グループで運動する[12]：運動を習う、一緒に楽しむ

ご覧のとおり、大して目新しいものはありません。どれも私たちがすでに知っていることばかりですね。[13] しかし、この研究でわかった大事なことは、これらの方法を単独で採用しても、効果が非常に弱いということです。つまり、複数の方法を組み合わせることが、運動のモチベーションを高めるための本当の秘訣というわけ。

これ以外に、脳科学に基づいたやり方としては、次の2つがあります。

④ やる気の出るフレーズを持つ

⑤ 先立つ儀式を持つ

前者の④のような唱え文句は「マントラ」などとも呼ばれていて、こういう一定のフレーズを唱えることで、実際に脳がやる気モードになることは科学的にも確かめられています。[14] アスリートたちの「マントラ」をご紹介しましょう。みなさんもこれを参考にして、自分なりの「マントラ」をつくってみてはいかが？

「つらさは一瞬」（サラ・トゥルー／オリンピアン、プロアスリート）
「お前は強い、できるんだ。お前は強い、できるんだ」（コリン・オブラディ／アドベンチャー・アスリート）
「やるっきゃない」（アメリア・ブーン／スパルタンレース・チャンピオン）
「集中、集中、集中」（ロブ・クラー／ウルトラマラソン・ランナー）
「とにかくやってみて、それからだ」（ジミー・チン／登山家）

もう1つの⑤は、いわゆる「ルーティン」ね。ジャック・ニクラウスが首をかしげてスイングをはじめたり、イチローが左足からグラウンドに出たり、ノバク・ジョコビッチがサーブ前に何度もボールをドリブルする。これらは脳に調整作用をもたらして、あらかじめ準備段階をつくってくれると考えられています。[15] 脳をウォームアップし、運動の開始をスムーズにする助けになります。[16]
運動の前に身体をマッサージする、靴を右から履く、好きな帽子をかぶるなど、一連の流れを意識的に決めておくと、やる気モードに入りやすくなります。
なお、これらのやる気増進方法には、より長期的な効果も期待できます。オーストラリアとイギリスのグループによる1000人以上のデータ解析によると、これらの方法は運動を継続していくうえでも、効果的だとわかっているからです。[17] せっかくやる気を出しても、三日坊主になってしまったら元も子もないですからね。ちなみに、これ以外にも運動を継続するための科学的コツとしては、次のものをおすすめできます。

⑥ 運動量を段階的に上げていく
⑦ インストラクターについて単発レッスン（ブートキャンプ）

これらのコツを総合的に実践するアプローチ法を最後に触れておきます。WOOP（ウープ）と呼ばれる、ニューヨーク大学の心理学者エッティンゲンが開発したものです。願い（Wish）を実現したときの成果（Outcome）を明確にイメージし、途中にある障害（Obstacle）を想定して、あらかじめ計画（Plan）しておくというもの。運動が続かなくなりそうなとき、電話できる友人を持っておくとか、時間がなくて挫けそうなとき、通勤中に運動をするとか、もしものときの計画を用意しておくのです。250人の女性のうちWOOPを取り入れた人は、週に2倍近く運動をし、しかも4カ月にわたって効果が持続したそうです。[18] ステップ・ワークアウト・

バリエーションとともに取り入れてみてくださいね。
アスリートのように働こう！
それではまた来週！

ルイーザ

EXERCISE 02

アスリートのように「一瞬で集中する」技術

「はあ……」

もう昼前だというのに、朝からどうもスッキリしない。昨晩、日暮たちと酒を飲んで帰り、そのあと妻の里美と言い合いのケンカをしたせいか、あまりよく眠れてなかった。デスクにいてもどうにもやる気が出ないので、思わず席を立った。

メディア5が入っているビルは、屋上が開放されている。ここは俺のお気に入りの場所だった。こうして屋上に上がってはボーッとするのが、数少ない俺の癒しだった。

誰もいない屋上に上がると、ちょうどいい高さの段差がそこにあった。俺はそっと周囲を見回したあと、その段差の昇り降りをはじめた。ルイーザに教わったステップ・ワークアウト・バリエーションだ。前にやったときよりもリズミカルに身体が動く気がする。すぐに息が切れるが、5月の陽気も手伝って、うっすらと汗ばんでくるのがわかった。

・・・・・

「あー、また新島さんがトップよ」

フロアがざわついているのは、今月の業績ランキングがメールで送られたからだろう。

新島のチームにいる女性社員たちが騒いでいるなか、新島のやつは「いやいや、みなさんのおかげですよ」などとうそぶいている。せっかく踏み台昇降でスッキリさせた気分が台無しだ。

「やるなあ、新島くん。もう3カ月連続じゃないか」

上司の中垣部長も、課長の新島に対してはどこか態度が違う。新島はメディア5に入ってからというもの、肌がこんがりと日焼けして、胸板も厚くなってきた。まるで社長の五利をそっくりコピーしたみたいだ。そのおかげか、まわりがなんとなく、新島に対してもある種のカリスマ性を感じているようだ。

たしかにやつは仕事ができる。だが、俺は知っているのだ。あいつは平気で他人の手柄を横取りするような輩だということを——。

「おい、タクマ！　どこをほっつき歩いてたんだよ」俺を見つけた中垣部長の声が飛んだ。「先方から電話が来てたぞ。またミスが見つかったそうだ。いいかげんにしてくれよ！　お前の集中力のなさはどうにかならんのか……」

うちの部署の作業はITシステムの導入やメンテナンスだが、緊急の案件が舞い込んだときには、インシデント・チケットが発行され、作業が各自に割り振られる。数時間でできる仕事もあれば、ウイルスや複雑なネットワーク障害のケースだと数日以上かかることもある。それ以外にも、ファイルがなくなったとか、システムが起動しないとか、複雑さに応じてだいたいの作業時間というものがある。それに基づいて各自の仕事ぶりがデータとして可視化されるため、俺の作業効率が低いことは誰の目にも明らかだった。

実際、仕事をしていても、俺はすぐに気が散ってしまう。ついメールやSlackに目が行き、イージーミスを連発していた。数時間で終わる作業に1日かかってしまうこともざらだ。

「う〜ん、たしかにこれじゃ、パフォーマンスが上がらないわよね」

背後の声に驚いて振り向くと、あのドイツ人コーチのルイーザが立っていた。右手にはなぜかモナカを持ち、それを頬張りながら。ど、どうして彼女がオフィスのフロアにいるのだ。動揺する俺にかまわず、涼しい顔で彼女は続けた。

「明日の土曜は、みんなでトライアスロンレースの見学に行くことになりました。『必ず参加するように』って五利さんが言ってたわよ」

「すぐに気が散る人」は運動をしたほうがいい

ウェットスーツを着た体格のいい連中が、いっせいに海へと駆け込み、飛び込んでいった。あっという間に1・5キロの距離を泳ぎ、20分ほどで戻ってくると、今度は水を滴らせながら、並べられた各自の自転車へと走る。水泳帽をヘルメットに替え、一瞬のうちに彼らはサイクリストに変わっていた。この切り替え地点を「トランジションエリア」というらしい。ペダルにはあらかじめシューズがつながれており、ここから一気に40キロの道を走り抜ける。さっき泳いだばかりとは信じられない。ほどなくして帰ってきたトップ集団は、ヘルメットを脱ぎ捨て、今度はランニングシューズに履き替えると、ランナーに変わった。いったいどこにあんな体力が残っているのだろうか。10キロの距離を30分に満たない時間で戻ってくるから驚きだ。

レースで1位を飾ったのは、白人系の男性だった。

「彼はピーター。もともとはアメリカ人だったけど、いまは日本に帰化しているわ。日本選手権3連覇中のレジェンドよ。身体能力だけでなく、努力の虫で、強い精神力でも知られるわ。所属はキャピタル社実業団」

キャピタル社はあろうことかメディア5の競合他社だ。なるほど、ゴリがトライアスロンチームにこだわる理由がわかった気がする。キャピタル社の「広告塔」に張り合おうとしているのだ。

「トライアスロンを初めて見学した感想はいかが？」

レース後、海沿いのおしゃれなレストランに着いたところで、ルイーザが問いかけた。

言われるがまま土曜の早朝から起きて、トライアスロン大会の見学に来た俺たち5人のあいだには、重苦しい空気が立ち込めていた。この競技を目の当たりにして、いかに自分たちが無謀な挑戦をさせられているかを実感したのだ。若手の友近・工藤もさすがに言葉少なになっている。

「いまの俺たちじゃ……『世界に通じる』どころか、最初の水泳で……」

そう言いかけた日暮の言葉を引き継いで、伊予が自嘲気味に呟いた。

「いまごろ海の底に沈んでますよ……」

微妙な沈黙が流れるなか、友近が口を開いた。

「あれだけの距離を水泳・自転車・ランニングで駆け抜けるって……体力もさることながら、何よりもその『集中力』に驚かされました」

「リヒティッヒ！（そのとおり！）」ルイーザが彼女の言葉に頷く。学生時代にかじったドイツ語がIT企業で役立つとは夢にも思わなかった。

「そう、トライアスロンは、ものすごい体力だけでなく、同時に相当な集中力が求められるスポーツよ。仕事にも何にも集中力が必要なのは明らかよね。ところで、『運動を通じて集中力を高める方法がある』と聞いたら、みなさんも気になるんじゃないかしら？」

途端にその場の空気が変わる。もちろん、そんな方法があるなら俺だって知りたい。

「気が散ることなく作業に集中する。休憩を取ってもまたすぐ仕事に戻れる。注意不足でミスをしない。そうした脳の働きにも運動がポジティブな影響を与えることは科学的にわかっているの」

どうやら彼女の「脳科学者モード」がオンになったようだ。おいしそうなランチが運ばれてきたのもお構いなしに、彼女のレクチャーがはじまった。

脳の集中力は「たった1回の運動」でも改善する

「運動をしている最中、私たちの脳では何が起きていると思う？」

ルイーザの問いかけに工藤が答えた。

「運動野の活動が高まるんですよね」

「工藤くん、すばらしい！　そのとおりよ。たとえば、自転車をこいだとき、脳では身体を動かす運動野と呼ばれる部位の活動がアップする。[1] ただし！　じつは『運動＝運動野』ではないの。身体を動かす神経のうち、運動野にあるのはほんの30～40％と言われているわ。[2] 運動をしているとき、身体の動きや位置は、感覚野や島と呼ばれる部位がモニターしているし、バランスやコーディネーション（連携）については、小脳が大きな役割を果たしているの。

●楽器演奏時に働く脳の部分

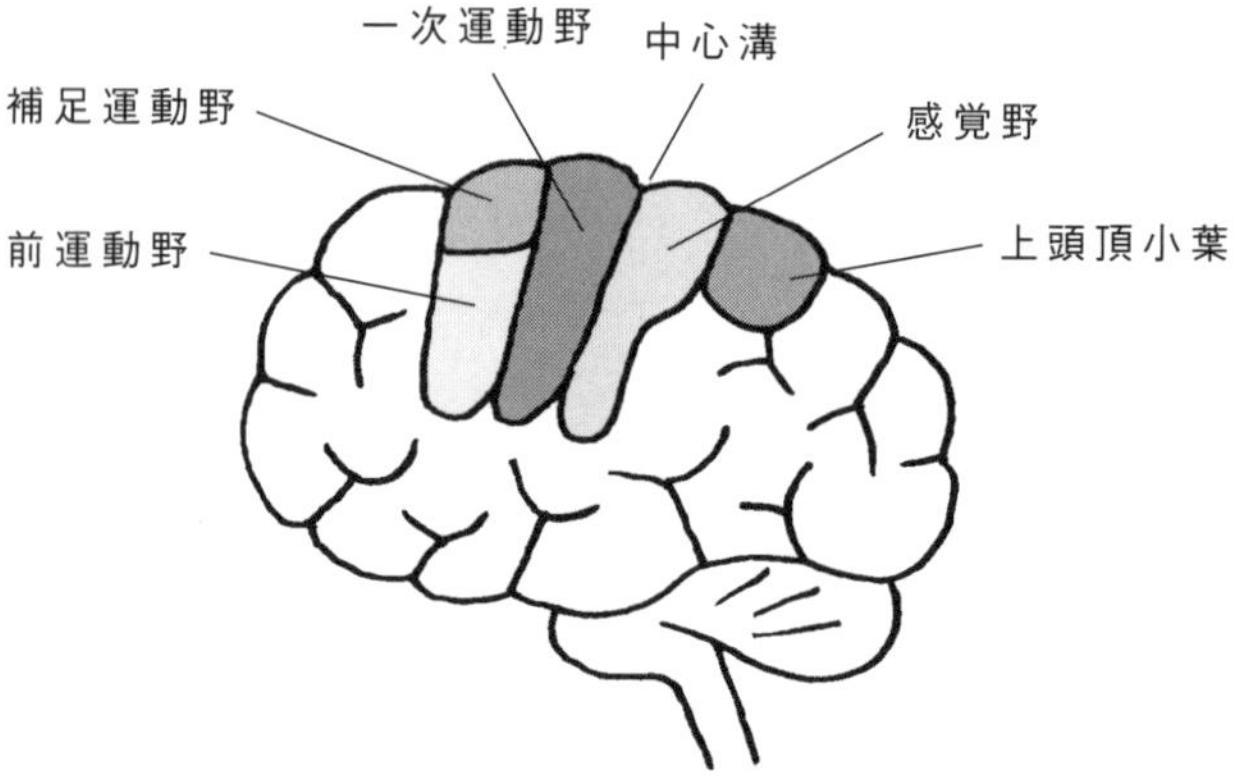

この図は、カーディフ大学のワトソンによる楽器演奏時に働く脳部位を示したものなんだけど……運動をしているときには、一次運動野、補足運動野、感覚野、上頭頂小葉、島、前帯状皮質、後帯状皮質、楔前部《けつぜんぶ》、前頭葉、尾状核《びじょうかく》（基底《きてい》核）など、これ以上の多様な部位が関わっていることがわかっているわ[3]」

「運動するときには、脳のいろんな場所がフル稼働しているってのはわかったけど、それと集中力にどんな関係があるっていうんだよ?」

　日暮の割り込みに、ルイーザは人差し指を立てて続けた。

「せっかちの日暮さんに朗報よ。この道の権威であるイギリスの研究者マクモリスによれば、たった1回運動しただけでもすぐ

● 集中力の回路

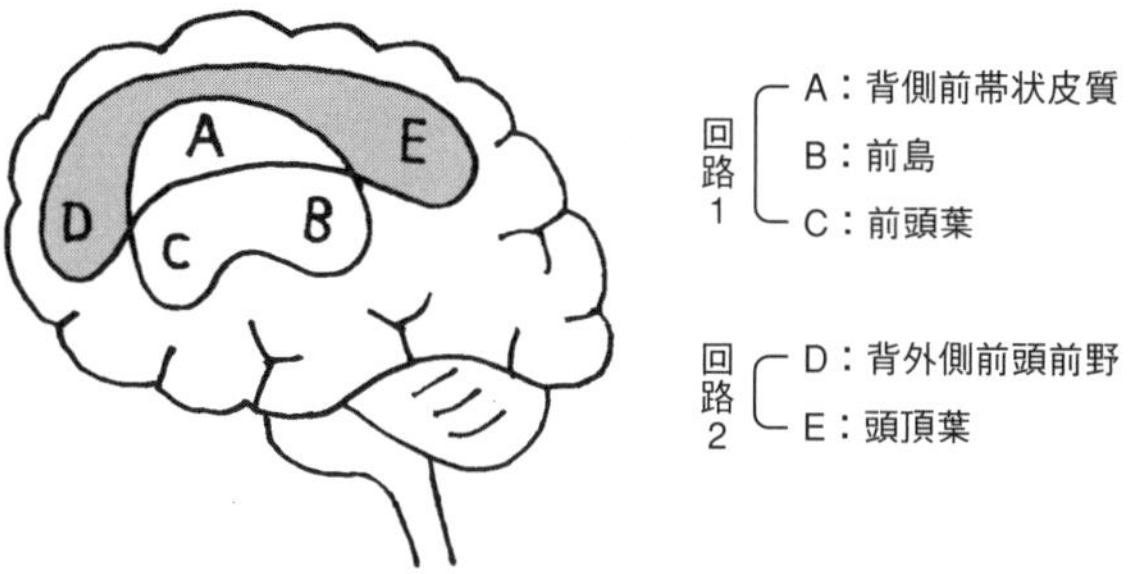

何かに注意を向けるときには、①警戒（注意を張り巡らす）、②定位（注意を向ける）、③実行注意力（作業の目標や計画へ注意を向け続ける）という3つのステップがあり、これらが集中力に関わっている。「集中力の脳回路」としては、背側前帯状皮質と前島と前頭葉の経路、そして背外側前頭前野と頭頂葉の経路がある。

に集中力はよくなるの。18の研究のうち17では、1回の運動後に注意力・集中力がアップしていたと報告されているわ[4]」

「えっ！　1回でいいのか」

日暮が色めき立つ。

「といっても、ある程度はガッツリとやる必要があるんでしょ？　どこかで『運動は30〜40分やらないと意味がない』という話を読んだことがある」

いつも冷静な伊予がツッコミを入れると、ルイーザはレクチャーを続けた。

「よく言われるその『常識』は、じつは絶対的なものではないの。ある程度、心拍数を上げれば、短い運動でもまったく問題ないのよ[5]。

日本でも筑波大学のヤナギサワらのチームが美しい研究をしているわ。自転車をこいでいる人の脳を、ｆＮＩＲＳという装置で調べたところ、左側の前頭葉の活動が高まっているのが確認されたの。しかも、たった一度、10分ほど自転車をこいだだけなのに、よ。[6] この左側の前頭葉は、オレゴン大学のポズナーが言うところの注意・集中力を司る脳回路の一部よ[7]」

一瞬で集中モードに入る「スイッチ」も手に入る

なるほど、わかりやすい説明だった。ごく簡単な運動をするだけでも、集中力に関わる脳の部位が活性化する。だから、運動をすれば、集中力を高められるというわけか。講義が一段落し、みんなはそれぞれ料理を口に運んでいる。ルイーザが選んだレストランだったが、なかなかの味だった。

黙って聞いていた工藤が、ふいに手をあげて質問する。

「でも、『集中』とひと口に言っても、いろいろな側面がありますよね。たとえば、僕はけっこうパッと集中できるタイプだと思うんですが、一度気が散って集中が途切れてしまうと、もうダメなんです。切り替えが苦手というか……」

ルイーザはニッコリ笑って質問に答えた。

「ありがとう！　そう、逸れた注意を引き戻せるかどうかも、集中力の大事な要素よね。

でも、安心して。運動が効果を及ぼす範囲には、集中をオンにしたりオフにしたりする回路も含まれているの。[8]

プロのコーチたちが口をそろえて言うことだけど、トップアスリートは『注意の切り替え』がすごく上手よ！　プレー中はもちろんだけど、トレーニング中と休憩のスイッチをパッと入れ替えることができる。リラックスして雑談していても、練習時間になればグッと深くトレーニングに集中できるという具合ね。優秀な俳優や演奏家が、瞬間的にそのモードに入るのと似ているわね」

「……ということは、集中の持続にも運動がいいってわけか。そんなにうまい話があるなんて信じられないな」

俺が思ったままのことを言うと、ルイーザは頷いた。

「タクマ、いい指摘よ！　たしかに注意が必要な点もあるわ。たとえば、さきほどのマクモリスのデータでも、運動によって『正確さ』が改善したというデータは、7つの研究のうち1つでしか確認されていない。1回運動すれば、たしかに脳の働くスピードは速くなるんだけど、その分、『正確さ』が低下する可能性は残されているというわけ」

「ま、でもタクマはそれ以前に、集中力がなさすぎだから、ちょうどいいんじゃないか」

日暮が冗談半分に言ってくる。

「うるせえ、日暮、お前も人のこと言えたもんじゃねえだろ」

俺たちがじゃれあっているところに、ルイーザが割って入った。

「……冗談はさておき……今日は『集中力を高めるエクササイズ』を紹介するわ。やるのは『ショートインターバル・スイッチ』よ。ある程度の負荷がかかる運動をして、一定の時間の休み（インターバル）を入れる。そのあとまた、同じように運動→休みを繰り返すインターバル・トレーニングは、より多くの酸素を取り込める身体をつくってくれるわ。つまり、運動のための基礎的な能力を磨くのには最適な方法というわけ。

それに、さっきも言ったとおり、ある程度の負荷をかければ、短時間の運動でも集中力の脳回路にはプラスの影響が期待できるわ。ただし、運動が集中力に及ぼす効果は、数時間ぐらいしか続かないとも言われているの。だから、タクマもオフィスで作業をはじめる前に、毎回この運動をやってみるといいわ」

最後にチクリと皮肉を入れてくるあたりが、ルイーザの油断ならないところだ。俺が中垣部長にコッテリ絞られていたところを見ていたのだろう。

「集中力を高める」エクササイズ

ショートインターバル・スイッチ

タイマーを用意して、次の❶❷のエクササイズを30秒ずつやり、その後、30秒休む。これを1セットとして、3－5セット繰り返す。休みのあいだは運動以外のことでボーッとする。運動の時間になったら集中し、負荷がかかっている筋肉へ意識を向ける。

❶つま先ダッシュ：その場でつま先で素早く足踏みする
❷スクワットジャンプ：ジャンピングスクワットに足の開閉を加える

脳のココに効く！

背側前帯状皮質、前島、前頭葉、背外側前頭前野、頭頂葉

おすすめ強度

中等度（目標60％）

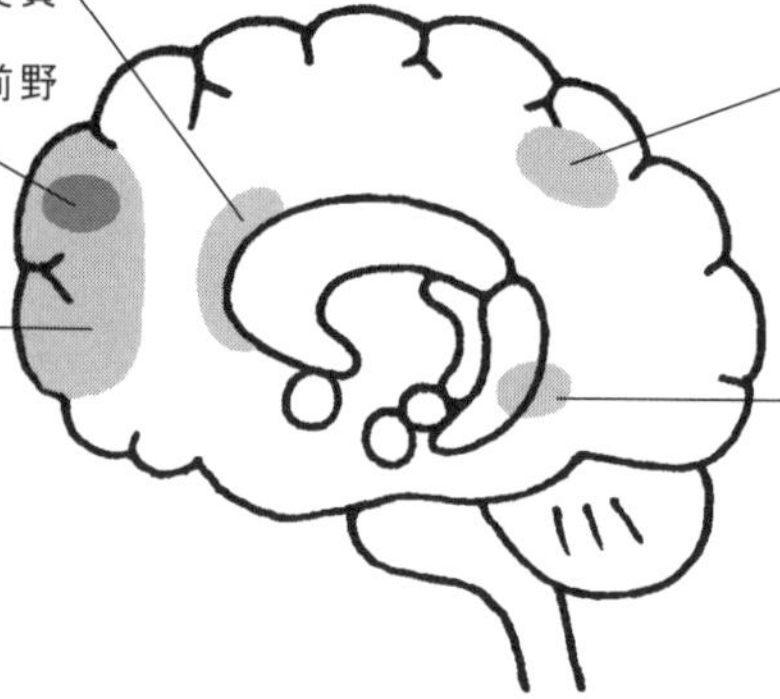

❶ つま先ダッシュ：その場でつま先で素早く足踏みする

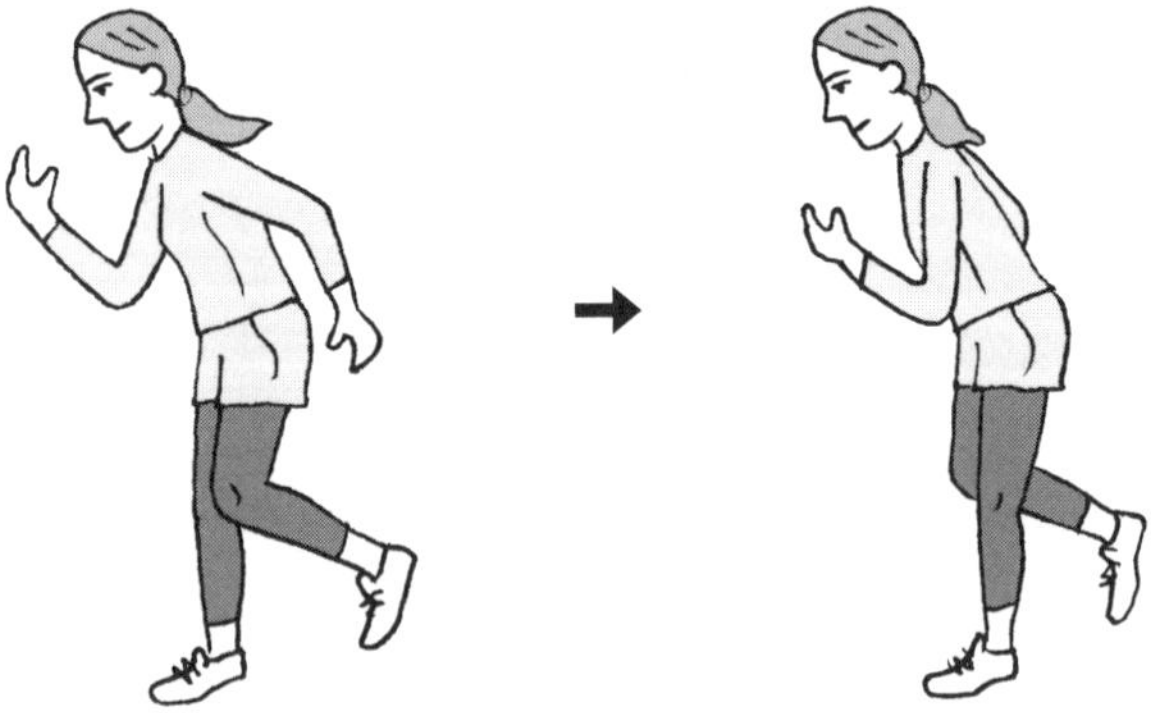

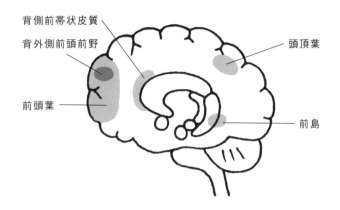

- 身体は前傾に保つ。
- 両手を素早く振り一定のリズムを保つ。
- できるだけ素早く行う。

※アキレス腱に強い負担がかかるので違和感がある場合は行わない。
※アキレス腱に強い負担がかかるので軽いジョギングなどウォームアップをしてから行う。

❷ スクワットジャンプ：ジャンピングスクワットに足の開閉を加える

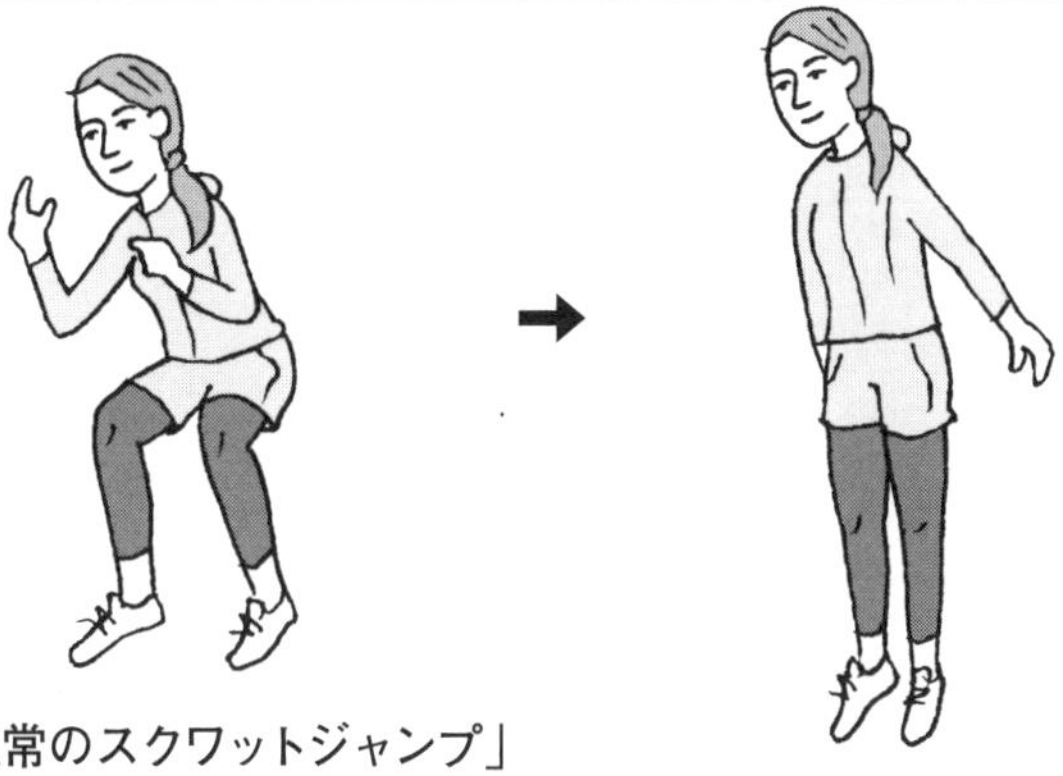

「通常のスクワットジャンプ」

●足を骨盤幅よりも大きめに開き、お尻を突き出すようにして沈み込む。
●腕を前に出してジャンプの準備をする。
●そこから腕を使って一気にジャンプして伸び上がる。
※膝の違和感があるときは痛める可能性があるので行わない。
※強度が高いのでジョギングなどでウォームアップしてから行う。

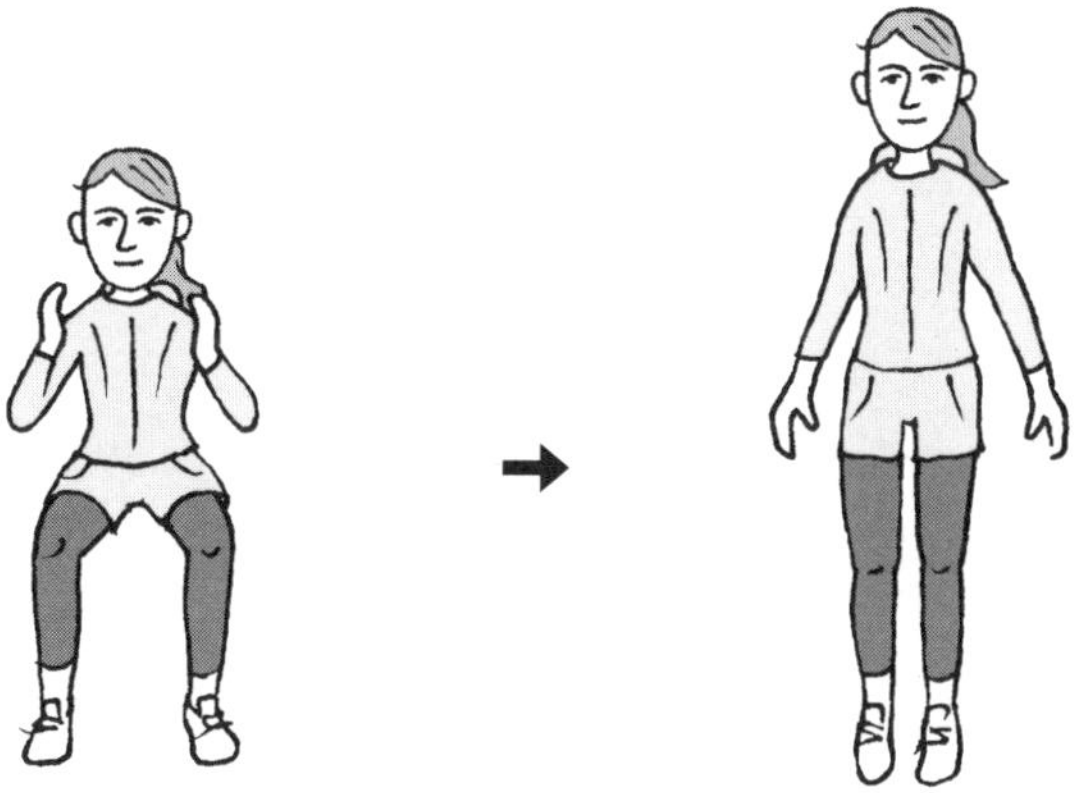

「足の開閉を加えたもの」

●アレンジとしてジャンプして伸び上がったときに素早く足を閉じる。
●足を開いて着地をする。

「はい、次が最後の1回よ！　30秒インターバル開始！」

ルイーザのかけ声が庭園に響く。まさかレストランの庭でこんなエクササイズをやらされる羽目になるとは……。昼食をとった直後ということもあり身体が重い。

休憩には、みんな息を弾ませながら筋肉を弛緩させているが、ほどなくしてピピッとアラームが鳴った。30秒は意外と短い。最後のスクワットジャンプを終えると、俺たち3人はゼーゼー言いながらへたり込んだ。工藤と友近も肩で息をしているが、まだ余裕がありそうだ。

「さあ、どうかしら？　筋肉だけでなく、脳が活性化している感じはする？」

ルイーザのメルマガ②——運動が脳に効く「そもそものメカニズム」

先日のレクチャーでは、運動が集中力を改善するという話をしましたが、そもそも、なぜ運動で脳の働きがよくなるのでしょう？　今回はそのあたりのことについて、最新情報をまとめてみたいと思います。

「運動すると、頭の血のめぐりがよくなる」なんて言われますよね。たしかに運動をして心拍数が上がれば、脳への血流量が約25％増えるというのは事実です。でもそれは、必ずしも脳の働きには貢献しないことがわかっています。たとえば、きつめの運動をすると、逆に脳への血流量は減るのですが、だからと言って脳の働きが落ちることはありません。[9] また、運動をすると、新たに血管が生まれますが、それが脳の働きをよくするとも限りません。[10] つまり、運動が脳に効くメカニズムは、「血のめぐり」では説明がどうにもつかないようなのです。

いちばん有力だと言われているのがBDNF（Brain-Derived Neurotrophic Factor：脳由来神経栄養因子）というニューロンの栄養物質です。ソーク研究所のアイモネらの総説によると、この脳内物質は、ニューロンの成長を促すと同時に、それらを結びつけるシナプスをつくったりメンテナンスをしたりしてくれます。BDNFの働きを妨げると、運動による効果が消えることからも、その関与は間違いないようです。[11][12]

ボストン大学のメタ解析によると、BDNFは運動後に上昇し、その後も高い状態が続きます。[13] 数時間上昇するようで、1回の運動でも脳の働きがよくなるのと合致します。[14] 上昇は運動直後に起きる俊敏な変化です。[15] BDNFのおかげでニューロンが増え、記憶を担当する海馬《かいば》という部位の加齢変化を防ぐこともメタ解析が示しています。[16]

さらに、コペンハーゲン筋肉研究所のラスムーソンらは、ヒトとネズミの運動によるＢＤＮＦの変化を詳細に検討していますが、ネズミの脳でＢＤＮＦの増加は大脳皮質など、海馬以外の場所でもより顕著に見られますから、やはり運動には「記憶」以外にもさまざまな脳機能の向上を期待できると言えそうです。

ちょっと専門的な話になりますが、ＢＤＮＦがどのようにつくられるかを説明しましょう。運動するとＰＧＣ－１α（Peroxisome proliferators-activated receptor Gamma Coactivator-1alpha）という物質が、細胞のなかで活性化されます。[17] その結果、ＢＤＮＦが作り出されます。そのメカニズムは、運動の種類によって異なります。たとえば、

・インターバル・エクササイズ――ＡＴＰ（アデノシン三リン酸）というエネルギー源が使われてできるＡＭＰＴがＰＧＣ－１αを活性化する

・耐久運動――筋肉収縮にまつわるカルシウムの放出が、ＣａＭＫという酵素を介してＰＧＣ－１αを活性化する

押さえておいていただきたいのは、運動の種類によってＢＤＮＦの増加量はもちろん、容積が上がる脳部位も異なるという点です。[18] つまり、どういう運動をするか

によって、鍛えられる脳の働きも異なってくる可能性があるということ。これについては、またそのうちお話ししますね（140ページ参照）。

マウス実験に基づいたものですが、「高い運動負荷のインターバル・トレーニング（HIITという）は、継続的な運動に比べるとBDNF増加量が多い」という研究報告があります。[19] また、別のメタ解析によると、筋トレよりも有酸素運動のほうが、BDNF増加への効果は優れているとされています。[20] また、運動を続けるとBDNF上昇が安定しますし、脳への効果も安定すると考えられます。

以上のようなわけで、どんな運動をするべきかを考えるときに、BDNF増加への効果に着目するというのは、けっこう大事なポイントになってきそうですね。

アスリートのように働こう！

それではまた来週！

ルイーザ

EXERCISE

03

「まだやれる！」と粘れる脳、
「もうダメだ…」と諦める脳

トライアスロンクラブがはじまって数カ月……夏の日差しのせいか、心なしか人々の気分が高揚しているようだ。

職場では相変わらず、中垣部長に叱責され、新島に嫌みを言われる毎日だが、俺には変化の兆しが見えつつあった。以前と比べると、格段にやる気と集中力が高まっているし、身体も軽く感じられるようになっている。そう、たしかに運動が俺の脳を変えつつあるのだ。

ルイーザのトレーニングメニューは、その後いよいよ本格的になってきた。身体には相当な疲労が蓄積していたが、ダメなりに少しは走れるようになりつつある。最近は自転車にもちょっと乗って、ようやくトライアスリート気取りだ。

今日もトレーニング場に顔を出している。だが、それは……真っ直ぐ家には帰りたくない理由があるからだった。

遡ること2週間……きっかけはなんでもないことだった。

しばらく前から、俺はある企業の会計システム導入の仕事を担当している。客先に出向いて希望を聴取し、それに基づいて提案プレゼンをする。なかなか根気のいる作業だし、クライアントの機嫌を損ねるわけにはいかないので、いろいろと神経がすり減る思いもする。

そうやって疲れて帰ってきた晩、俺は妻と言い合いになってしまった。ひょんなことから生活費の話になり、「出費が重なって家計が苦しい」というようなことを里美が口にしたのだ。その瞬間、どういうわけか俺は大声を上げていた。

「安月給で悪かったな！　俺だって自分なりに必死こいてやってるんだよ！　それなのになんだ、文句ばっかり言いやがって！」

そこまではいつものことだった。ただ、その日は妻とのやり取りを聞きつけた浩一が割って入ったのだ。

「親父、やめろよ。みっともないだろ！」

そう言って浩一は俺の腕をつかんできた。振り払おうとするが、小1から野球を続けている12歳の浩一の力は思いのほか強かった。腕力で息子に敵わないと悟り、ますます逆上した俺は、リビングにあったものを手当たり次第に投げ飛ばした。

いま思い出すだけでも情けない話だが、ハッと我にかえったのはガラスの割れる音がした瞬間だった。投げたコップの破片が浩一のまぶた上をかすめ、鮮血が飛び散る。妻の叫び声。あまりの騒ぎに寝室から起きてきた美鈴が、「お兄ちゃんが死んじゃう……」と言って泣き出した。

翌朝目を覚ますと、里美たちは家からいなくなっていた。子どもを連れて妻の実家へ帰ってしまったのだ。結婚13年目にして初めてのことだった。

たび重なる不和はあったものの、とうとう一線を越えてしまった——後悔の念が胸を締めつけるが、もう遅い。

何度かけても里美は携帯に出ようとしない。仕方なく妻の実家のほうに電話をかけると、電話口には義母が出た。

「タクマくん、悪いけど里美は会いたくないと言っているの。話は聞いたわ。私たちもいまは、タクマくんと里美を会わせないほうがいいと思っています。こんな言い方はしたくないけど……ちょっと頭を冷やしたらいいんじゃないかしら」

義母の温厚な性格からすると、相当に厳しい反応だった。おそらくこのまま妻の実家に駆けつけても、門前払いを食らうことになるだろう。俺は仕方なく返答を絞り出した。

「わかりました……。ただ、里美や子どもたちには伝えてください、本当に俺が悪かったと言っていたと。しばらくご迷惑をおかけしますが、よろしくお願いします。本当にすみません……」

「忍耐力」の総量は決まっている

「それで目下、一人暮らし中ってわけか……それはお前が100%悪いな。奥さんが実家に帰るのも無理はない」

談話スペースの椅子に座った日暮が、呆れたように言う。

「ああ……自分が嫌になるよ。俺ってなんでこんなに堪え性がないんだろうな。作業に疲れてきたら、ついサボりたくなる。ムカつくことがあれば、すぐにキレちまう。踏ん張りがきかないんだよ」

俺はうなだれたまま言葉を返す。

「運動で踏ん張れるようになれば、仕事でも生活でも踏ん張りがきくわよ！」

聞き覚えのある声に振り返ると、そこにはルイーザが立っていた。トライアスロンクラブのコーチのわりには、けっこうよくメディア5のオフィスに来ているようだ。ゴリのやつに何か用事があるのかもしれない。

「しょせん精神論だな。ルイーザ、アスリートの世界はたしかに根性が大事かもしれないが、ビジネスとか家庭は根性だけじゃ乗り越えられないこともあるんだよ」

日暮は若い女の子に諭すようなオジサン口調になるが、ルイーザは意に介さぬ様子で答えた。

「いえ、ただの根性論じゃないわ。これも科学的に検証されたファクトなの。詳しくは今日の練習のときにレクチャーするわ。それじゃまた終業後にね！」

そう言って彼女は颯爽と立ち去っていった。

・・・・・

「はい、ラスト3周！　さあ、あとひと踏ん張りよ。タクマ、ペースが落ちているわよ!!」

トラックを走る俺たちに、ルイーザの容赦ない檄が飛ぶ。多少走れるようになったとはいえ、いまだに俺は5人のなかでいつもビリだ。それでもルイーザは手加減しない。ふいに私生活のことが脳裏をよぎり、頭にかっと血がのぼる。

「なんだよ、今さら俺たちにトライアスロンなんかできるわけないだろ！　もうこんなことやってられるか!!」

気づくと俺の足は止まり、気づいたときにはそう口走っていた。

ルイーザは何も言わずに悲しそうな顔でこちらを見ている。

日暮と伊予が駆け寄ってきて、俺をなだめた。

「おいおい、タクマ……お前、今日の昼にも言ってたところじゃないかよ。なんでそうなるんだよ。ルイーザはコーチとして当然の仕事をやっているだけだ。それなのに、またあんな怒鳴ったりして……」

「ふん！」

憮然としながらも、すぐさま猛烈な後悔が襲ってきた。チクショウ！　またやっちまった。もういい加減、こんなことはやめにしないと……。

「衝動を抑えたり、誘惑に打ち勝ったりする力、いわゆる『忍耐力』というのは、運動だろうと仕事だろうと生活だろうと、すべてに共通しているの」

ふと振り返ると、ルイーザの講義がはじまっている。友近らも慌てて駆け寄ってきた。

「みんなも、走っていると『きつい！』『やめたい！』って思う瞬間があるでしょう？プロのアスリートというのは、こうした衝動に打ち勝つ力に優れているの。ケント大学のパジェアーらによる研究では、忍耐力が求められる頭を使う作業（複雑なストループ・テストと呼ばれるもの）をした人たちと、そうでない人たちに、それぞれ思いっきり5キロの距離を走ってもらったの[1]。そうしたら結果は、あらかじめ忍耐力を使ったほうのグループは、何もしていない人たちと比べると、タイムが6%くらい遅かったというわけ。

これ以外にも、あらかじめ作業をやって忍耐力を使い果たしたうえで、プロとアマチュアに全力で自転車をこいでもらったところ、アマチュアのほうは4・4％ほどパワーが落ちたのに対し、プロのほうはパワー低下が見られなかったという報告もあるわ。[2] 日頃からトレーニングで忍耐力を鍛えているからね」

なるほど、俺が里美や浩一に対してキレてしまったのも、会計システム導入プロジェクトがらみで、クライアント先にプレゼンをした日の夜だった。今日の昼も必死でつくり込んだ資料に、中垣部長からダメ出しを食らい、それをじっと堪えていたな。俺は日中に忍耐力を使い果たしてしまっているってことなのかもしれない。あるいは、それはちょっと自分に都合よく解釈しすぎかもしれないが……。

「粘り強さ」を左右する脳部位は「運動」で鍛えられる

「で、その忍耐力というのも、脳の機能だというわけですね？」

察しのいい伊予が合いの手を出す。

「グート！　伊予さん、さすがね。『限界』を決めるのは身体じゃなくって脳なのよ。[3] UCLAのアイゼンバーガーらが示しているように身体的・心理的な〝痛み〟を感じても、[4]『もうダメだ……』を乗り切る力、つまり脳の『粘り強さ』に関わっているのが、前帯状皮質という部位だとわかっているわ。困難に直面しても、プロのアスリートはむしろ高いパフォーマンスを発揮することすらあるでしょう？　あれは、彼らの脳が島という部位の活動を低下させて対応しているからなの。[5]『スポーツはメンタル99％』なんて言われるけど、脳科学的にいえば、あれは前帯状皮質のことね。運動を通じて脳を鍛えているアスリートは、人生のメンタルコントロールにも長けているケースが多いわ。もちろん例外がないわけじゃないけれどね」

「その脳の場所を鍛えたら、仕事とかプライベートでも、俺もうちょっとは粘りが出るってこと？」

　俺の質問にルイーザが答える。

「そう。脳の『もうひと頑張りする力』は、あらゆる場面で有効よ。そしてそのトレーニングには、運動がいちばんなの。たとえば、粘り強い思考が求められるチェスの選手のなかにも、忍耐力を高めるためにふだんから運動をしている人がいるわ。仕事に取り組む人たちにも同じことが言えるわね[6]」

「おお……！」

「トライアスロンのマーク・アレン、ランナーのハイレ・ゲブレシラシエ、水泳のマイケル・フェルプス……粘り強さで有名なアスリートというのは、厳しい父親を指導者に持つことが多いわ」

「なるほど。よくも悪くも、彼らは幼いころから前帯状皮質を鍛えられているってわけですね」

工藤が答えた。

「そうかもしれないわ。マラソンで初めて2時間のタイムを切ったエリウド・キプチョゲという選手は、自己規律の大切さを言っているわ。[7]逆に、自制心がきかない人は、怒りが抑えられずにキレたり、人間関係がうまくいかなかったり、ほしい食べ物をつい食べてしまったり、衝動買いに走ったりする。[8]運動にはついそうしてしまう脳を改善する効果があることは、科学的にもわかっていることなの。そこでまた忍耐力をつけるためのエクササイズを紹介するわ。いきなり負荷をかけすぎると、脳は耐えきれなくなってしまう。だから、エクササイズでもちょっとずつ運動の強度をアップしていくの。[9]」

エスカレーション

次の運動メニューを❶→❷の順で行う。それぞれ2巡目、3巡目には運動の強度が上がっていく。

❶ブリッジ：両足→片足→足上げ片足でパンプ（各30秒、片足の場合は15秒ずつ）

❷腹筋クランチ：通常→足を上げる（90度に）→足を上へ伸ばす（各30秒）

脳のココに効く！

前帯状皮質、島

おすすめ強度

中等度（70％）

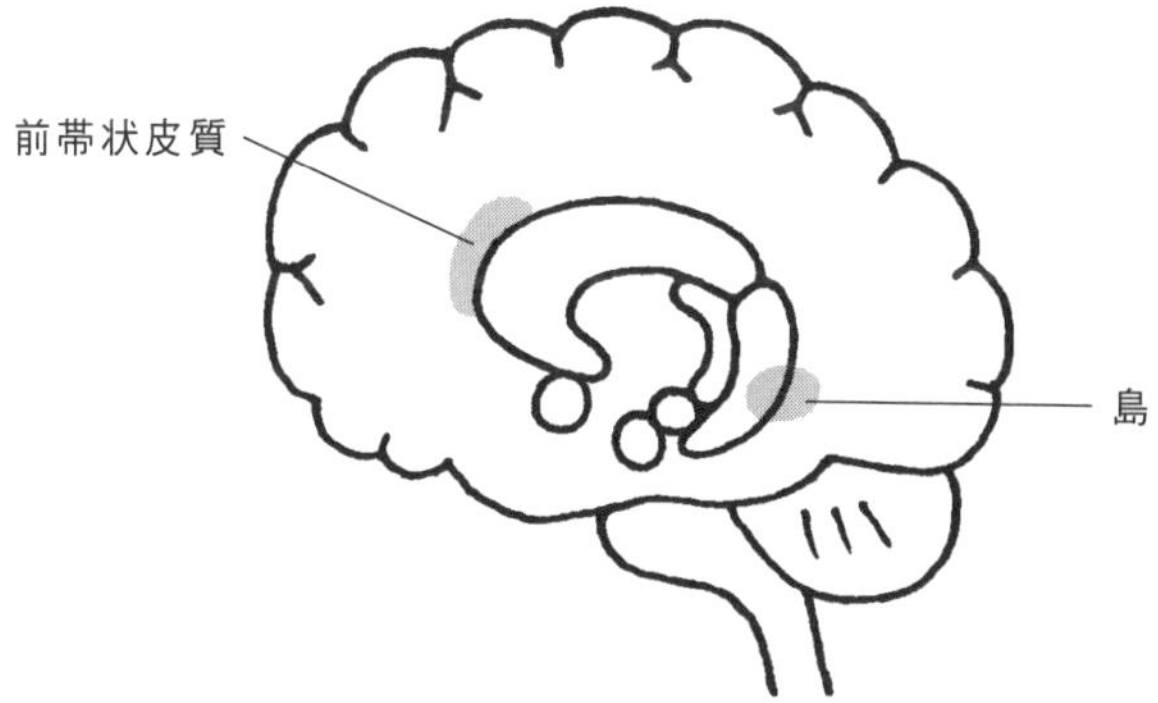

❶ ブリッジ：両足→片足→足上げ片足でパンプ（各 30 秒、片足の場合は 15 秒ずつ）

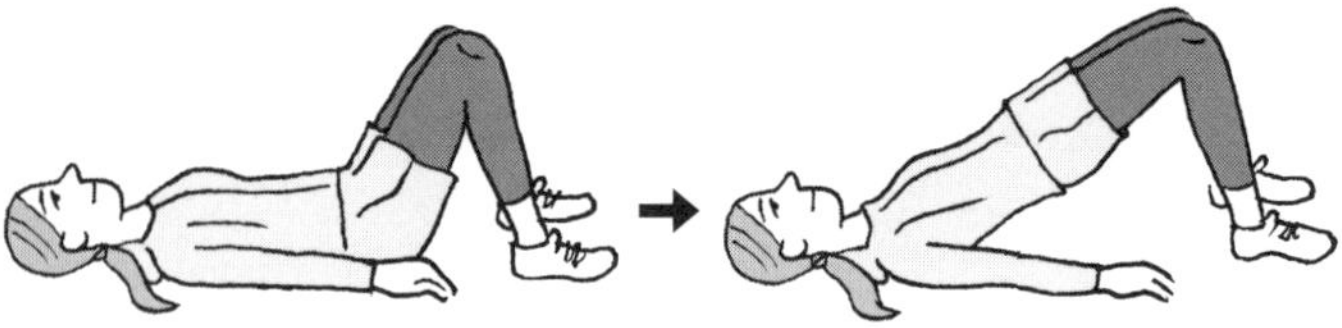

「両足」

- 両手は体の横に置き、両膝を立てて仰向けになる。
- 左右のお尻を締めるようなイメージでお尻を持ち上げる。
- 胸・お腹・もも前が一直線になるところまで持ち上げる。

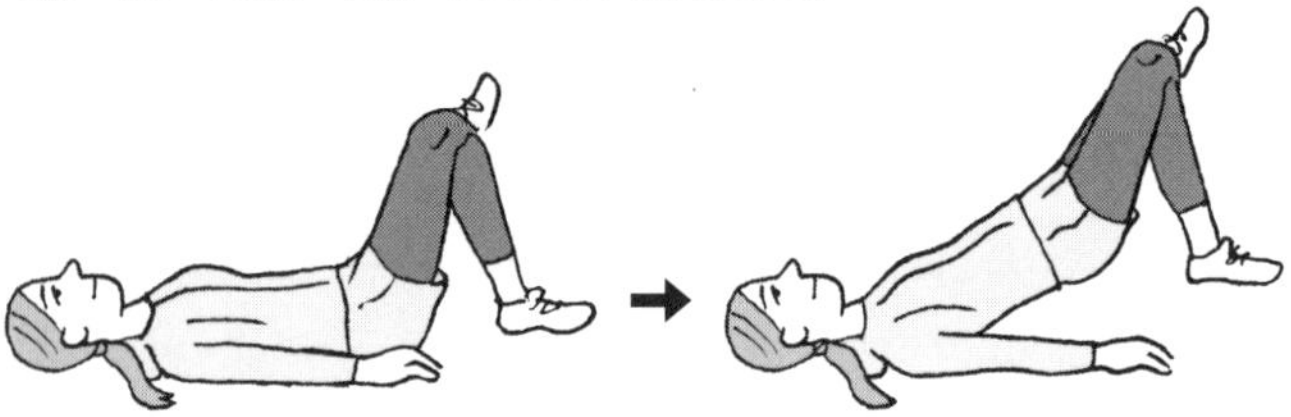

「片足」

- 足をもう一方の足に掛け仰向けになる。
- 同じ要領でお尻を持ち上げる。
- 腰、膝を立てている側の臀部・もも裏を使って持ち上げる。

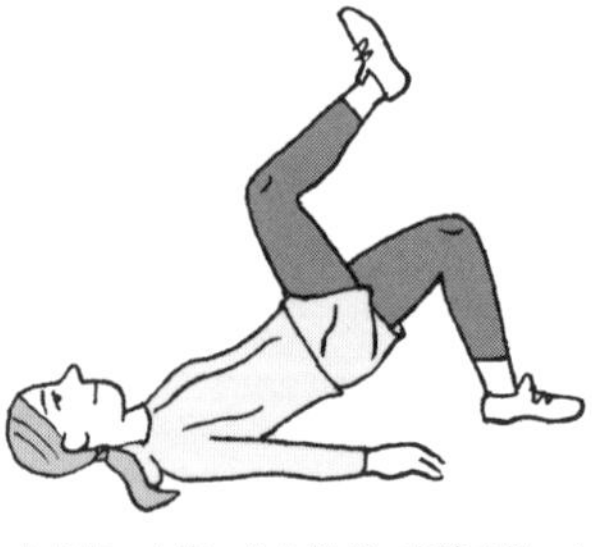

「足上げパンプ」

- 片足を天井に向けて持ち上げたまま胸・お腹・もも前が一直線を保ったままキープさせてパンプアップさせる。
- 上げた足の膝を完全に伸ばさなくてもよい。

❷ 腹筋クランチ：通常→足を上げる→足を上へ伸ばす（各 30 秒）

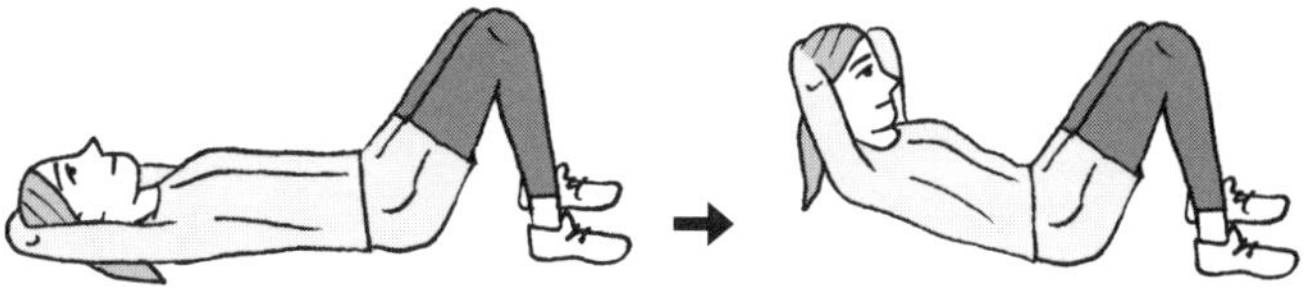

「通常」

●両膝を立てて仰向けになる。

●肩甲骨が浮くぐらいまで上体を持ち上げる。

●ゆっくり下ろす。

※スタートポジションの際に腰が浮かないように注意する。

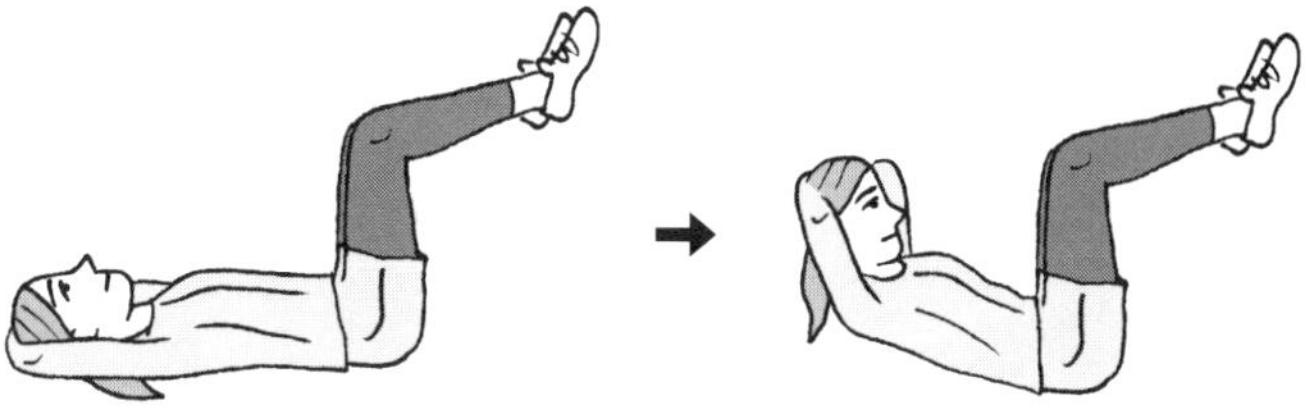

「90°」

●膝を 90 度に保った状態で同じく肩甲骨が浮くところまで持ち上げる。

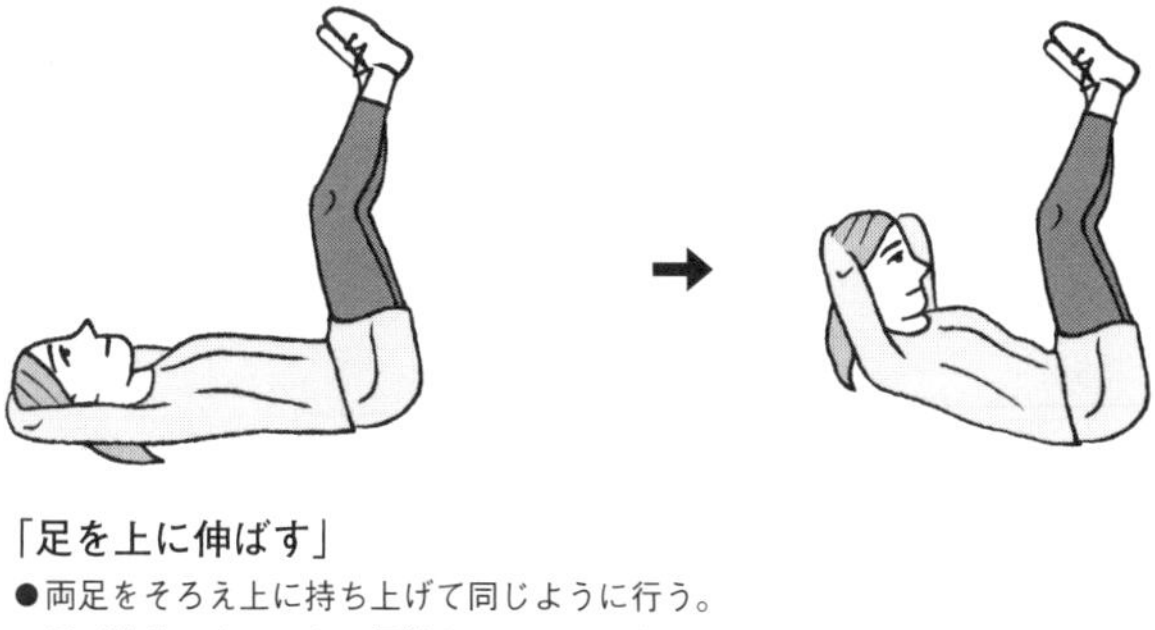

「足を上に伸ばす」

●両足をそろえ上に持ち上げて同じように行う。

●足が前後しないように保持させたままで行う。

「あ、誰かと思ったら清水先輩じゃないですか」

練習後、疲れ果てた足取りで駅に向かって歩いていると、嫌みったらしい声が聞こえてきた。新島である。

「あ、今日はトライアスロンの〝おしごと〟だったんですか？　どうもお疲れさまで〜す」

最近ではますますこいつの皮肉はひどくなっている。人の目がないところでは、露骨に俺を馬鹿にしてくるのだ。なんというねじ曲がった性格をしているのだろう。

「ああ、そうだ。今日はヘトヘトで貴様の顔は見たくない。ほっといてくれ！」

「そんな冷たくしないでくださいよ〜。僕の新人時代にも、清水先輩はとってもやさしく指導してくれたじゃないですかあ〜。それにしても、あのドイツ人のコーチの子、なかなか美人ですね。ルイーザでしたっけ？」

馴れ馴れしい口調にこちらのイライラが募る。それにしても、俺が教育係だったころのことを、やはりこいつはそうとう根に持っているらしい。当時、俺の指導に腹を立て、挙句は俺の成果を横取りするようなことまで平然とやりはじめたのだ。俺は無視を決め込むが、やつはそんなことは意に介さない様子で駅への道をついて歩いてくる。

「しかも彼女、と〜ってもやさしいときてる。よかったですよね、先輩たちもちゃんと練習に参加させてもらえて。社長は工藤さん・友近さんのトレーニングの雑用係として先輩たちを〝大抜擢〟したらしいじゃないですか。先輩たちはどうせすぐ音を上げるだろうから、そうしたらクビにしようとでも考えていたんですかね。でも、あのルイーザが五利社長に直談判したのだとか。『スポーツにもビジネスにも有効なトレーニングを、私が責任をもって施すから、タクマたちをクビにしないでくれ』って……いいなあ。今度、僕にも紹介してくださいよ〜」

ルイーザが俺たちをかばってくれていただって？　初耳だった。もしそうだとしたら、俺は彼女になんてひどいことを言ってしまったんだろう。そのあとも新島はダラダラと御託を並べていたが、歩き続けているといつのまにかやつの姿は消えていた。

そのとき、俺は気づいた。あれだけの挑発を受けても、今日の俺は新島に対してキレなかった。これってまさか、運動のおかげなのだろうか……？

仕事を辛抱強くやる。怒りをコントロールする。俺にこれほど必要なトレーニングはないのかもしれない。

うれしそうに体操教室に通う美鈴の顔が目に浮かんだ。もう一度、娘の笑顔を見るためには、俺が変わったということを里美にわかってもらう必要がある。

ルイーザのメルマガ③——運動に「心拍数」が大事である科学的理由

今日は、運動の強度を少しずつ上げていく「エスカレーション」をやっていただきました。いかがでしたか？　今日はそれと関連して、「心拍数」のお話をしておこうと思います。

ご存知だと思いますが、運動には有酸素運動と無酸素運動があります。無酸素運動は文字どおり「酸素を使わない運動」なのですが、科学的に両者を分けるのは「運動の強度」です。一定の強度を上回る運動をすると、速筋（速い動きをするための筋肉）が動員されて乳酸が発生します。体内の乳酸が急激に上昇する強度を「乳酸閾値《いきち》」といいますが、これを超えるのが無酸素運動、これを下回るのが有酸素運動ということになります。

この有酸素と無酸素の境目は大事で、運動強度については、VO2max（最大酸素摂取量）の数値を用いることがあります。これは体重1kgあたり1分間にどれだけの酸素を体内に取り込めるかを示したもので、全身持久力や運動能力の指標に使われています。

ただし、VO2maxは心拍数とほぼ比例関係にあるため、運動強度の目安としては、心拍数を使えば問題ありません。[10] 心拍数を使う場合、無酸素運動は「最大心拍数のおよそ90％以上」が1つの目安になります（個人の運動能力にもよる）。

ジョギングなどゆったりずっと続けられる運動（有酸素運動）をしているとき、私たちの細胞内では、クエン酸回路と電子伝達系というエネルギー産生回路が数十個のATP（アデノシン三リン酸：エネルギー源）をつくります。他方、無酸素運動では解糖系という回路が働き、2個のATPしかつくられません。この差が何を意味するかおわかりでしょうか？

筋トレ、スプリント、サイクリングの上り坂、サッカーの瞬間的なプレーといった無酸素運動では、クレアチンリン酸系や筋肉の糖分解を稼働してエネルギー源（ATP）を補う必要が出てきます。つまり、乳酸閾値を上回る無酸素運動は、あまり効率がよくないのです。

だからこそ、アスリートは乳酸閾値そのものの水準を上げて、運動のエネルギー効率をよりよくしたいと考えるわけです。そのとき有効なのが、インターバルトレーニングや、乳酸閾値付近での反復トレーニングです。後でご説明するHIITという方法は、有酸素と無酸素を行き来してパフォーマンスを高める方法ですね。乳酸閾値を高めれば、幅広い心拍数で有酸素運動が実現できるようになりますから、よりいっそう脳への効果が期待できるようになります。

心拍数を把握するときには、エクササイズ・ウォッチがおすすめです。いま、エクササイズの領域にはさまざまなかたちでテクノロジーが入ってきています。測定できる項目は、心拍数、距離、ペース、カロリー消費などが一般的ですが、運動レベルや運動成果をフォローしてくれるものもありますから、意欲の維持にも役立てることができます。少なくとも、心拍数が測れることを1つの基準にしましょう。

テクノロジーが発達する一方、自分の感覚のほうがより正確だという研究結果もあります[11]。デバイスに頼りすぎず、自分の感覚に耳を傾けることもお忘れなく。

アスリートのように働こう！

それではまた来週！

ルイーザ

EXERCISE
04

あらゆる「疲労」を
解消する科学的結論

「ヴンダバー（すばらしい）！　タクマ、すごいじゃない」

ついドイツ語が出たルイーザの声が弾んでいる。俺はハアハアと息を切らしながらも、どうにかこうにかうなずいてみせた。ランニングのタイムが着実に上がってきている。こんな達成感を味わったのは久しぶりだった。

友近も笑顔で話しかけてくる。

「ほんとすごいですよ、タクマさん！　こんなにメキメキ力をつける人って珍しい……」

猛烈な暑さを見せた夏もピークを超え、だんだんと秋が近づいてきている。どうやら俺は、暑さに強くて、夏にしっかり力をつけた。以前ほど走ることにもつらさを感じなくなっていた。それまである距離を走ると痛み出してた膝が、ルイーザのアドバイスでクッション性のある靴底のシューズに替えたことも大きい。日暮や伊予も相当にレベルアップしているはずだが、俺のタイムはいまや同期3人組のなかではトップ。いよいよ友近の背中も見えつつあった。

最近では、水泳のトレーニングも開始している。この夏、いったい何回、近所の区民プールへ行ったことだろう。小さなプールを何度も何度も往復していると、時には心地よさすら覚える。

俺の心身がここまで変われたのは、やはりルイーザのおかげだった。トップ選手を育てた経験もあるコーチに、科学的なエビデンスに基づいた指導をつきっきりでやってもらえるのだから、こんなにありがたいことはない。

「いやあ、たいしたもんだよ、タクマ。嫁さんと子どもが家にいなくて、トレーニングくらいしかやることがないにしてもなあ」

日暮がまた軽口を叩く。だが、それは事実だった。俺は持て余した時間のほとんどすべてを運動に注ぎ込んでいた。毎週土曜の朝には妻の実家に電話するが、義母からの返事は同じ。「まだ会いたくないみたいなの」と繰り返されるばかりだった。だから週末には、ランニング、プール、サイクリングの練習をするくらいしかない。とにかく、この会社で生き残り、業績を上げて見直されなければ。

「ほんとほんと。あの小太り野郎だったころのタクマが懐かしいよ」

珍しく伊予も続いた。たしかに俺の体型は見違えるように変わっている。ふだんの食生活は何も変えていないにもかかわらず、顔や身体が引き締まり、姿勢もよくなった。ほどよく陽にも焼けたうえ、髪も短く刈り込んでいるので、青白い顔をした以前の俺しか知らない人には、会うたびに驚かれる。

・・・・・

仕事では、夏前から取り掛かった会計システムの導入の案件が佳境を迎えていた。先方での長時間の打ち合わせを終え、フラフラになりながら帰社する。

しかし、疲れているのは俺だけではないようだ。メディア5は五利社長の号令のもと、逆境をチャンスに変えるべく、次なる成長のステージを目指していた。他社から新しい人材を引き抜き、次から次へと新規プロジェクトを立ち上げている。フロアをパッと見渡しただけでも、名前も知らない社員がちらほら目に入ってくるくらいだ。

この急激な事業拡大は、各所に歪みを生んでいた。社員の数は増えているはずだが、職場全体はどんより静まりかえり、どこか疲れ切っている。身体を壊して休職している人間もいるようだし、こないだはミーティング後に急に涙を流しはじめる女性社員を見かけた。

ふうっと息をついてデスクにつくと、新島がニヤニヤしながらこちらにやってきた。

「清水先輩、会計システムの件、順調みたいですね～。ところで、お疲れのところをすみませんが、例のセキュリティシステム・プロジェクトでもお力をお借りしたくて……。

セキュリティ関連は、清水先輩の得意分野ですよね？　ですからぜひ、最終チェックをお願いしたいんですが……ただ、どうしても明後日までに終わらせる必要がありまして……。もうほとんど問題はないと思いますし、形だけで大丈夫ですから。ね？」

いつになく猫なで声ですり寄ってきたのが気持ち悪いが、たしかにやつの言うとおり、前職でも何度か手掛けたこともあり、セキュリティ関連のシステムは俺の得意分野だった。新島をさっさと追い払いたかったこともあり、「えらく急ぐんだな……。ああ、わかったよ。やっておくよ」とだけ短く答えた。

運動の疲れを癒すには、運動がいちばん

「おいおい、日暮も伊予ももうへばってるのかよ」

自転車を降りた俺は、地面に座り込んでいる2人に話しかけた。

「チクショー、すっかり調子に乗りやがって～」

かろうじて日暮は恨みごとを言ったが、伊予のほうはそんな余裕すらなさそうだ。

工藤も疲れ切った様子で、追いついてきた。

「ハアハア……タクマさん、自転車だともう僕といい勝負だ……」

そこに友近もやってくる。

「……それにしても、疲れました……。疲労が蓄積しているというか」

友近の言うことはよくわかった。たしかに俺もつねに身体のどこかが疲れているような感覚があったし、膝に鈍い痛みを感じることもある。クッション性のあるシューズでも、やはりある程度は負担がかかっているようだ。

「疲労にはだいたい2つの原因があるわ。まず代表的なものが活性酸素（ROS）。みなさん、さすがにミトコンドリアは聞いたことがあるわよね。この細胞内小器官にあるエネルギー製造機から生み出されるのが炎症作用のある活性酸素よ。活性酸素があまりに多く蓄積すると、これは脳細胞にとって害になるの。[1]ドイツ・コロン・スポーツ大学のプロシンガーらは、運動によって産生される活性酸素などが脳へダメージを及ぼす過程を指摘しているわ[2]」

「ええー、でも運動する限り、活性酸素は出てきちゃうんだろ？　それはどうすればいいんだよー？」

「いい質問ね」日暮にルイーザが答える。「みんなは疲れたときにどうやって休んでる？」

「とにかく寝ますね」

「ダラダラ過ごすのがいちばん」

「週末どこにも出かけないで、家で海外ドラマを見ますね」

みんなが口々に答える。

「そう、私たちはつい『なんにもしないで身体を休めよう』って考えてしまうわ。でも、『ソファで横になる』のがベストな休み方かというと、じつはそうじゃないのよ。身体を動かさないと、血液の循環が悪くなって身体がむくみやすくなる。どこか傷めているところがあれば、その周囲の筋肉も硬くなるから、さらに痛みが強くなることもあるわ。何もしないと、かえって疲れがひどくなるというわけよ」

「つまり、休むときにも『運動』をしろってわけ？」

伊予がため息混じりに言う。

「ええ、そうよ」ルイーザはなんだかうれしそうだ。「ただし、軽くね」

彼女によれば、適度な運動は活性酸素を減らすことがわかっているそうだ。[3] 重度の疲労感を伴う「慢性疲労症候群」の患者には、やはり活性酸素の増加が見られるが、この病気を治療するうえでも運動が効果的だという。[4]

さらにルイーザは、運動後の効果的な回復法に関するメタ解析を紹介した。[5]

筋肉痛を緩和する効果が見られたもの

・アクティブレスティング／アクティブリカバリー：50％ぐらいの強度で身体を動かす

・マッサージ
・コンプレッションウェア：足全体に圧力をかけて、循環をよくする圧迫着
・水に浸かるイマージョン：冷水に浸かること
・アイシング

疲労感を緩和する効果が見られたもの
・マッサージ
・マッサージ＋ストレッチ
・コンプレッションウェア
・イマージョン

疲労感の解消については、アクティブレスティングは単体では効果的ではないものの、マッサージと組み合わせたときには、マッサージ単体よりも効果的だった。[6] マッサージの疲労回復効果は、運動による疲労だけに限らないメタ解析データもあり、かなり手堅い方法だと言えそうだ。[7]

「『運動の疲れを癒すには、運動がいちばん』なんて……そんなことってあるのかよ〜」

ブーブー言っている日暮を見かねて、ルイーザがつけ加えた。

「きつい運動をすると活性酸素に対抗する力（抗酸化）が弱くなるの。だから、抗酸化作用を高める方法であれば、運動だけに限定する必要はないわ。たとえばある研究では、N－アセチルシステインというサプリで抗酸化の力を高めたところ、筋肉疲労回復の助けになったと報告されている。[8] トライアスロンのようなハードなスポーツをやるときでも、野菜や果物など抗酸化作用のある食事を多めに取れば、活性酸素の過剰から身体を守る効果が期待できるわ。[9]」

「疲れた感じ」を引き起こすものの正体――「中枢性疲労」とは何か？

「疲労の原因の1つが、活性酸素だってことはわかりましたけど、ルイーザはさっき、もう1つ原因があるって言っていましたよね」

伊予が指摘すると、ルイーザは答えた。

「そのとおり。運動をしているときの『きつい感じ』は、もちろん脳が感じているものなんだけど、その結果として溜まっていく『疲労』もやっぱり主役は脳よ」

運動だけでなく、仕事でもプライベートでも疲れ果てている俺にとっては、かなり気になる話だ。

「そういえば、疲労って乳酸が原因だって聞いたことがあるんですけど？」

工藤が質問を挟むと、彼女はいつもの笑顔になった。

「ええ、たしかに以前はそう言われていたわね。でも、じつはその乳酸が、むしろ筋肉のエネルギー源になっていることがわかったの。[10] 乳酸が溜まっても、それは疲労には関係ない。[11] それどころか、脳はその乳酸を使うことで、筋肉のエネルギー源になる糖分を供給しているのよ！[12]」

なんと、俺たちの脳はそこまで「筋肉想い」なのか。

「だから、すべての疲労は、あくまでも脳科学的に説明できる現象、つまり『脳疲労』だと言えるわ。これは運動の分野では、『中枢性疲労（Central fatigue）』なんていうふうにも呼ばれている。そこで最近、原因として注目されているのがアデノシンよ[13]」

「いったいどういう仕組みで、それが疲労を引き起こしているんですか？」

手をあげたのは伊予だ。やつはルイーザのトレーニングがはじまって以来、すっかり脳科学オタクになっている。

「メカニズムを説明しましょう。まず、『きつい感』がずっと続くと、運動量と時間に比例して中枢性疲労が起きる。[14] 人間が運動すると、ＡＴＰと呼ばれるエネルギー源がつくられるという話は、すでにしたわよね（89ページ）。その際、アデノシンという物質が、とくに脳の前帯状皮質で発生するの。[15] そして悪いことに、アデノシンがここに蓄積すると、脳内の『やる気物質』とも言うべきドーパミンの分泌が邪魔されてしまうのよ。[16] 実際、脳にアデノシンを投与されたネズミは、走るのを怠けちゃうことが報告されているわ」

「ええっ！　それって、いいパフォーマンスを続けたいアスリートにとって深刻な問題ですよね？」

友近が言うと、ルイーザはうなずいた。

「そうなのよ。だから、前帯状皮質にアデノシンが蓄積しないようにすること、つまり、脳をしっかり休息させることは、アスリートである私たちに欠かせないの」

彼女は「アスリートである私たち」のところを強調しながら、みんなに語りかける。

「『もうダメだ……』の延長線上に中枢性疲労があるとするなら、前帯状皮質にアデノシンを溜めないことが、疲労回復につながるって考えるのは自然よね。つまり、以前、忍耐力を鍛えたときと反対のことをして休むのが正解。休息はトレーニングの一部なの。寝不足はアデノシンを増やすから覚えておいて。アスリートがよく眠るのはそのせいよ。[17] あと、カフェインはアデノシンの力を弱めることが証明されているからオススメね[18]」

「ところで……いまの話だと、脳の疲労も筋肉の疲労も、根本的には同じってことになるのかな。そうだとすると、運動して疲れた身体を休める方法は、仕事で疲れた頭を休める方法にも通じるってことか？」

「タクマ、エラい！」俺が質問すると、ルイーザがいきなり抱きついてきた。俺は思わずどぎまぎした。「まったくそのとおりよ。仕事を頑張っていると、だんだん疲れてきて、パフォーマンスが落ちるでしょ[19]。90分コンピュータの作業をすると、踏み台昇降100回分くらいのエネルギーを消耗するってデータもあるぐらいよ[20]。フロリダ大学のワンらによると、とくに、忍耐力のいる作業を続けている場合だと、80分ほど経過した段階で前帯状皮質や前頭葉がついに力尽きて、作業のパフォーマンスがガクッと落ちることが、脳波を用いた研究でわかっているの[21]」

「どちらの疲労も『脳』が原因だとしたら、その休息法もやっぱり『脳』のことを考えないと、ってわけか」

「そういうこと！　今日は効果的に脳の疲れを取る『休息のエクササイズ』をみんなでやってみましょう。グループで運動すると、エンドルフィンが出て、痛みや疲労が軽減しやすいというデータもあるわ[22]」

ブレイン・レスティング

以下のいずれかを行う。

❶マッサージと軽い運動[23]：早歩きなど有酸素運動を20分する

❷動的ストレッチ：壁に手をついてつま先立ちを繰り返す。血液の還流を促し、筋疲労（そして脳疲労）を除去する

脳のココに効く！

前帯状皮質、前頭葉

おすすめ強度

軽度（40〜50％）

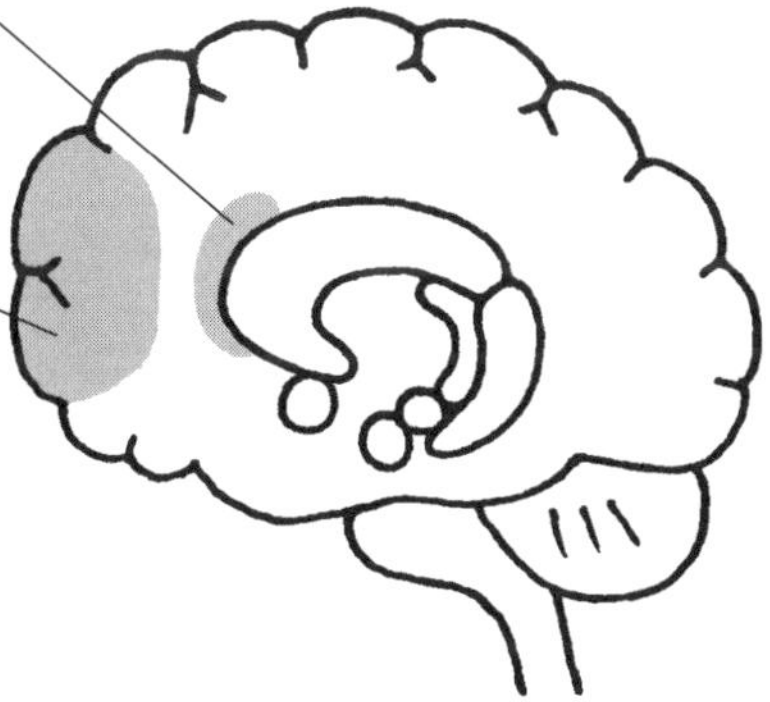

❷ 動的ストレッチ：壁に手を突いてつま先立ちを繰り返す。血液の還流を促し、筋疲労（そして脳疲労）を除去する

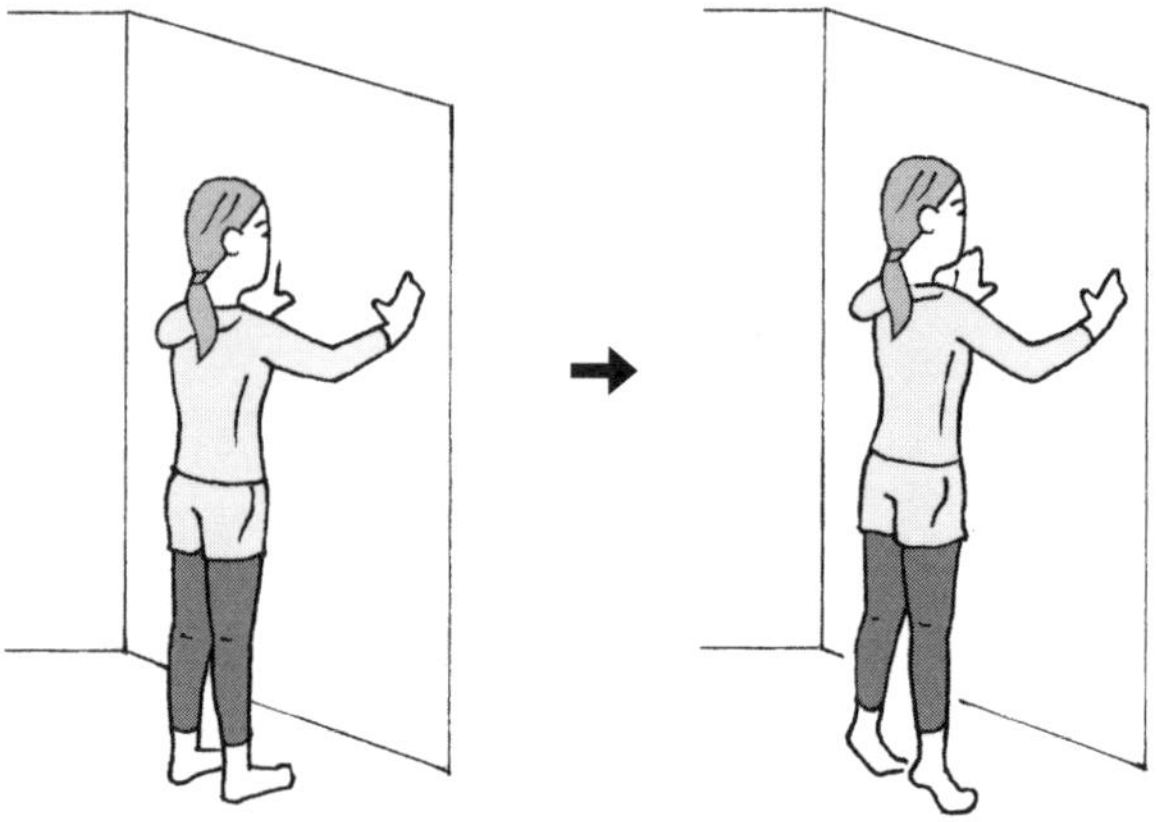

「カーフレイズ」

●両手を壁について上体を安定させ、足を骨盤幅に開き、かかとを上げ下げする。
※裸足で行おう。

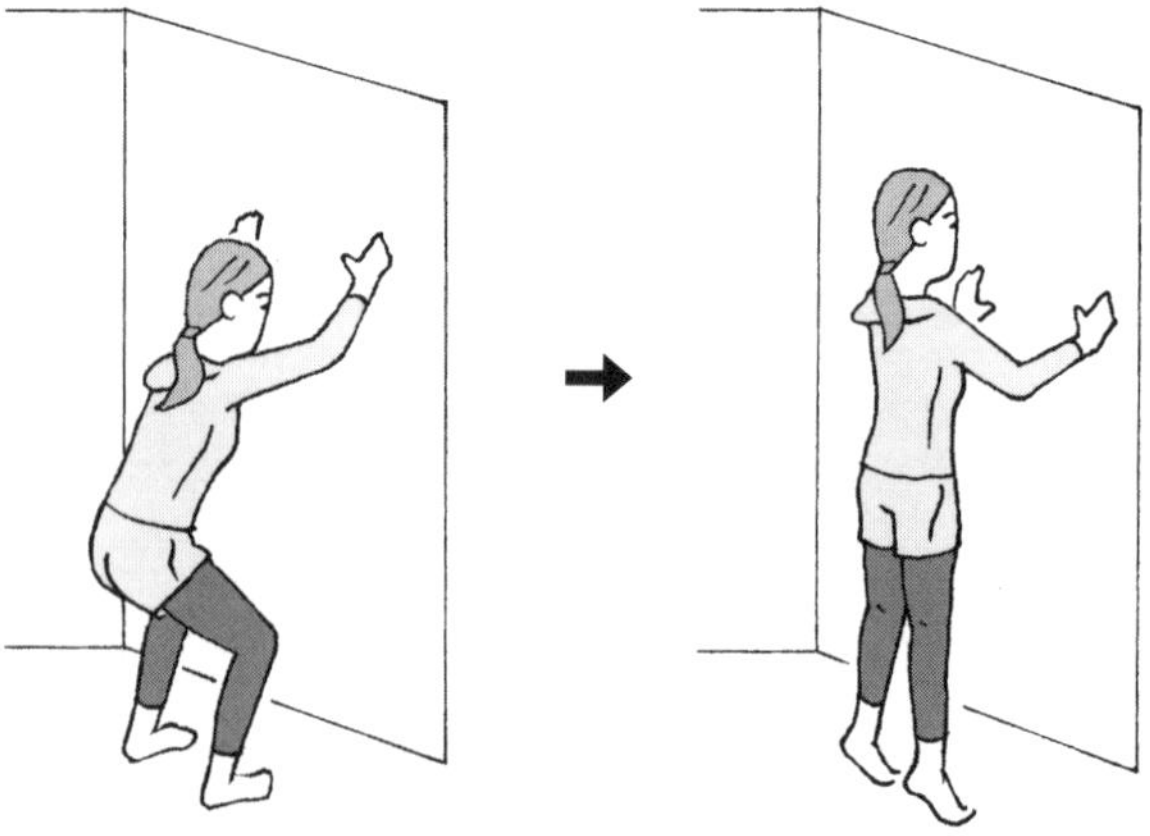

「スクワット＆カーフレイズ」

●膝を曲げて沈み込んでから伸び上がるときにかかとを持ち上げる。

ルイーザの教えてくれた休息法の効果は抜群だった。いくつかの方法を試すと、脳のなかの風通しがよくなったようで、疲れがリフレッシュされるのを感じた。

おかげで仕事のパフォーマンスも上がっている。あとひと息のところまで来ていた会計システム導入は、ついに無事に終わった。クライアント側の担当者は、「今後のメンテナンスやフォローについても、ぜひ清水さんにお願いしたい」と言ってくれたようで、俺はメディア5に入って以来、ようやく結果らしい結果を出すことができた。


それから数日後——オフィスに入ると、ただならぬ空気があった。

バタバタと駆け回る者もいれば、片隅でヒソヒソと話をしている者もいる。そのあいだにも次々と電話が鳴り、何やら対応に追われている様子だ。

「ん？　何があったんだ？」

日暮の顔を見つけて、のんびりした口調で聞くと、彼は声を押し殺しながら言った。

「バカ。お前、まだ何も聞いてないのかよ。今月にうちが開発したセキュリティシステムに深刻な問題があったんだ。納品先のいくつもの会社で、ウイルス感染が連発してる。あるクライアント側が見兼ねてリサーチしたところ、どうやら落ち度は完全にウチにあるらしい。訴訟問題になるかもしれん」

「ウイルス感染……」

そうこうするうちに五利社長がフロアにやってきて、全体での集会がはじまった。

「これはメディア5はじまって以来の不祥事になりかねん。一刻も早く原因を究明し、修復するんだ。新島、このセキュリティシステムの開発担当は、お前のチームだったよな？」

ゴリがやつのほうをギロリと睨んだ。部屋がざわつき、みんなの視線が一気に新島に集まる。

「ええ、そうです。このようなことになり、大変申し訳ありません」新島は落ち着き払って答えた。「ただ、これまでもご説明したとおり、あのシステムは他社に先駆けて我々が開発した画期的なものです。こんなことは起きようがありません」

「フン、いまさらそんなことを言っても誰も信じないぞ。じゃあ、どうしてこんなことになっているんだ？」

ゴリの徹底的な吊し上げに一同が震え上がるなか、なぜか新島当人は、まったく顔色を変えていなかった。

「はい、プロジェクトチームでは何度もチェックをしました。こちらに落ち度がないことは、チームの誰もが確信しています。ただし……」

含みのある言い方に、みんながピクリと反応する。

「ただし？　ただし、なんだ？」

ゴリが詰め寄るが、新島は涼しい顔をしている。

「ただし……最後の最後に、じつは清水先輩にチェックをお願いしました。彼は前職からの同僚で、セキュリティシステムのエキスパートですから。しかし、その段階でバグが入ってしまった可能性は否定できません」

その瞬間、新島に向かっていた視線が、一気に俺のほうへ集まった。

「タクマ……それは事実か？」

ゴリが目を細めながら俺に尋ねた。明らかに新島に対してよりも厳しい目線。完全に疑われている。

「い、いえ……ちょっと待ってくださいよ。たしかに新島から頼まれはしましたが……ただの形式的なチェックだと言われて……」

「……だからいい加減にチェックしたのか？　あれが社運をかけたプロジェクトだということは、お前もわかってたはずだろう？　貴様、仕事をなめてんのか！」

「あ……いえ……」

もはやゴリラそのものだ。あまりの剣幕に脳が痺れたようになり、何も言葉が出てこない。沈黙を破ったのは新島だった。

「五利社長、お言葉ですが、清水先輩に非はありません。これもすべて、清水先輩を信頼してチェックを任せた私の責任です！」

見えすいたことを……。その証拠に、その場にいる誰もが、新島ではなく俺を疑いの目で見ている。すべてはやつの思う壺だ。

「ふん……もういい！　責任問題は二の次だ。新島、まずはシステムのバグを洗い出せ。この場にいる全員でバックアップしろ！　死ぬ気でやれ！」

全社ミーティングが終了してからも、誰もがゴリの剣幕に戦慄し、その場を動けないでいた。そんななか、ふと視線を上げると、新島がこちらを見ている。そしてあろうことか、やつはこちらに向かってニヤッと笑って見せた。

その瞬間、俺はすべてを悟った。俺は完全にはめられたのだ！

ルイーザのメルマガ④――脳疲労に効く「サプリメント」と「食事」

運動をするならより効果的に、そしてできるだけ長く続けたいですよね？　運動のパフォーマンスを上げたり、「もうダメだ……」と諦めたくなる瞬間を遅らせたりするために、そして脳疲労を少しでも緩和するために、サプリメントが手助けになることがあります。

ただし、サプリメントには膨大な種類がありますし、ネット上にもさまざまな情報が散らばっていますから、ちょっと戸惑うのではないかと思います。現時点で、科学的根拠に基づいて「脳に効く」と言えそうなものをピックアップしておきましょう。

カフェイン

大変ポピュラーなサプリです。マラソンの経験がある工藤さんや友近さんなら、カフェインが入ったジェルなどを補給したことがあるのではないでしょうか？ 実際、カフェインが脳に及ぼす効果はメタ解析でも証明されており、運動のパフォーマンスを11・2％上昇させたり、最大筋力を増強させたりしたほか、「もうダメだ……」感を5・6％ほど減らしたと報告されています。[24] 推奨摂取量は、1日量で体重あたり3㎎。運動の1時間前や途中に用いるといいでしょう。[25]

ベータアラニン

アミノ酸の一種であるベータアラニンは、運動によって筋肉が酸性になる「アシドーシス」という現象（運動で筋肉が収縮する際、水素が発生することで筋肉が酸性になる）を減らします。これが筋力のアップや運動中の疲労減につながるということは、2017年のメタ解析でも示されています。[26] 1日3～6gを4～6週間用いることが推奨されています。

ビートジュース

メタ解析レベルではないのですが、多くの研究に基づいたレビューで効果が指摘されています。[27] 運動効率とパワーをアップさせ、疲労感を遅らせ、運動後の筋肉疲労を減らします。成分として含まれる硝酸塩が、一酸化窒素となって抗酸化作用を発揮し、血流を改善すると同時に、糖質バランスやミトコンドリアの働きをよくします。ここぞというレースがあったら、前夜に1～2杯、レースの2～3時間前にももう1杯飲むようにするといいでしょう。

そのほか、クレアチンは筋肉を増やしたい人には効果がありますが[28]、マラソンや耐久スポーツのパフォーマンスに対する効果については、まだデータが不十分です（ラストスパートに効くという報告はあります）[29]。脂肪酸の一種であるチアシード[30]とクコの実であるゴジベリー[31]も有名ですが、残念ながら、これらの効果は科学的には証明されていません。

疲労回復に特化したサプリとしては、抗酸化作用のあるもの（ビタミンCやE、α

ｰトコフェロール、Nｰアセチルシステイン、アロプリノールなど）がいいと言われていますが、科学的な決定打はなく、現在の結論は、先にも言ったように、「野菜や果物などを意識して取り、バランスのとれた食事をするのがいちばん」となります。[32]

BDNFを増やす食事？

メルマガでも書きましたが、運動が脳に作用する際、BDNF（Brain-Derived Neurotrophic Factor：脳由来神経栄養因子）という物質が主要な役割を果たしている可能性を覚えていますでしょうか（69ページ）。BDNFはニューロンの成長やシナプスの結合を担っている栄養物質でしたね。

もしそうだとするなら、食事やサプリメントでBDNFを増やすことはできないだろうかと考える人もいると思います。オリーブオイルを加えた地中海式食事とナッツを加えた地中海式食事とでランダム化比較試験を行ったところ、後者では「BDNFが低下するリスクが減った」というデータがあります。[33]また、腸内細菌叢はBDNFの量に関係するようです。[34]動物実験を中心に、ビタミン、ブルーベリー、クルクミン、ターメリックなどがBDNFを増やすとの報告がありますが、いずれも十分なエビデンスには至っていません。

そこで注目されるのが間欠的絶食です。「運動と脳」研究の権威として知られるマーク・マットソン（ジョンズ・ホプキンス大学教授、アメリカ国立加齢研究所）によれば、絶食には運動と同じようなＢＤＮＦ増大効果があるそうです。逆に、過食と糖尿のあるネズミでは、ＢＤＮＦが少なくニューロンの結合が乏しいそうです。[35]

絶食すると、つまり、糖分の供給が絶たれると、脂肪が分解されてできる「ケトン体」が脳のエネルギー源として代わりに使われます。このケトン体がＢＤＮＦを増やすことがわかっています。人間は空腹になると、食物を探すために脳が活性化されるのです。

マットソンは急激な絶食でなく、たとえば「週に１日ペースではじめる」「２日に１回ペースで、５００キロカロリーしか摂取しない日を設ける」「１日の食事を８時間以内で取る」などゆるやかな方法を勧めていますし、運動に必要な栄養とのバランスを忘れてはなりません。

アスリートのように働こう！

それではまた来週！

ルイーザ

EXERCISE 05

「至高の脳機能」を引き出すフィジカルフィットネス

「クソ！　新島の野郎‼」

俺は吐き捨てるように言った。

「タクマ、いまはキレてる場合じゃないだろ。早くしないと、マジでクビになるぞ」

深夜のオフィスで俺のデスクのまわりに残っているのは、いつもの2人、日暮と伊予だった。ほかの社員はとっくに帰っており、俺たちがいる一角を除いては、フロアのライトも真っ暗に消されている。


新島はセキュリティシステムの問題究明を、まったく手伝おうとしなかった。

「この分野は清水先輩の得意領域じゃないですか。それに、私のチームもそこまで暇じゃないんです。そもそもあれは、五利社長が以前からコネのあるお得意先に、無理やりねじ込んで受注した案件だ。そんな馬鹿げたシステムに、こっちの貴重なリソースを割くまでもないでしょう？　……というわけで、清水先輩、あとはお願いしますよ」

「正気か？　本来の責任者はお前だろ？」

「どうでしょう。五利社長からいちばん疑われて窮地に立たされているのは、清水先輩のほうじゃないかと僕は思うんですがね」

そう言うと、新島はニヤニヤしながらこちらをチラッと見た。

そんななか、俺を心配してくれたのは日暮と伊予だった。持つべきものはやはり信頼できる同期だ。2人はまったく別の案件を抱えているにもかかわらず、俺の作業も手伝ってくれるという。

しかし、初日から俺たちは深夜のオフィスで途方に暮れていた。

「こりゃ、思った以上に難航しそうだ。最短でも2週間、いや……下手すると1カ月はかかるぞ」

ふうっと息を吐きながら日暮が言った。

「『トカゲのしっぽ切り』ってやつだな……」

疲れた様子の伊予は、机に突っ伏したまま言う。彼の言うとおりだった。おそらく新島は、今回の不始末をすべて俺に押しつけるつもりなのだろう。そして、これをいい機会に、俺を会社にいられなくする――それがやつのプランなのだ。トライアスロンで少し芽の出てきた俺が気に入らなかったのかもしれない。それにしても、なんという執念深さだ。

新島のチームは精鋭ぞろいで知られる。マサチューセッツ工科大学（ＭＩＴ）出身の三原などを筆頭に、よくもまあ、あれだけのエリートを集めたものだ。彼らの手を借りられれば、システムのバグを発見するのにそこまでの時間はかからない。新島があえてそれすらしようとしないのは、明らかに俺に対する嫌がらせだった。

そうこうするうちに、事態は悪化の一途を辿っていた。なんと、被害を受けたクライアント企業が集団訴訟に踏み切ったのだ。請求額は20億円。金額的なインパクトもさることながら、これに敗訴することになれば、メディア5のブランドイメージは地に墜ちるだろう。そうなると、俺だけでなく、ほかの社員たちも路頭に迷うことになりかねない。

俺に対する周囲の視線は、日に日に冷たくなっていった。

「清水さんって、最近なんだかカッコよくなったなあって思ってたんだけど……」

「ダメよ。トライアスロンだかなんだか知らないけど、肝心の仕事ができないんだもん」

「そうよそうよ。あんな運動バカのせいで会社が潰れたら、ホントいい迷惑よね！」

給湯室で女子社員たちがそんなふうに噂話をしているのを、うっかり耳にしてしまったこともある。

ゴリはといえば、各方面での対応に追われているらしく、ほとんど会社に姿を見せることがなくなった。休日に出勤した社員が、疲れ切った様子で社内を歩くゴリを一度だけ見たことがあるらしい。それ以外にも、彼とそっくりな男が歓楽街で酔い潰れていたとか、高級車に乗って有名女優とドライブデートをしているのを見たなど、真偽のほどが怪しい情報が職場を飛び交うようになり、いよいよ会社のムードは悪くなっていった。

頭のいい人はなぜ、脱線しても話を戻せるのか?

俺は必死だった。

「おいおい、タクマ! そこはもうチェックしただろ。何やってんだよ!」

うんざりした様子の伊予に言われて、俺はようやく気づく。

「おお……悪い悪い。うっかりしてた。そうだったな、ここはチェック済みだ」

そこに日暮が近寄ってきて言う。

「よし、俺の分は終わったぞ」

しかし、日暮のモニタをチラッと見た伊予が、ガックリとうなだれる。

「おい! そこは作業しなくていいって言ったじゃないかよ。お前もか日暮〜!」

「えっ? そうだっけ……?」

「だーーーーっ!! もう、2人ともしっかりしてくれよ」

伊予がこんなにイライラを隠さないのも珍しいが、理由ははっきりしていた。今日も時計の針は夜の10時に近づいているが、万事がこんな感じで遅々として進まない。作業量が膨大なのに加えて、俺たちは社内きっての落ちこぼれ社員だ。3人が集まったところで、システムチェックの仕事がスムーズに運ぶわけがないのだ。

「それは『作業記憶』と『遂行機能』の問題ね」

聞き慣れた声に振り向くと、そこにはルイーザがいた。みたらし団子を手にしている。和菓子党らしい。ここ数日、俺たちはトレーニングどころではなくなってしまい、まったく練習に参加できないでいた。

「あ、いや、ルイーザ……俺たちじつはちょっと……」

「いいのよ、事情は聞いているわ」

俺たちの気まずさに先回りするように、彼女は右手を軽く振った。「仕事の場面でよく登場する脳の働きには『作業記憶』と『遂行機能』があるわ。『作業記憶』っていうのは、複数の情報を行き来するマルチタスクなんかでも使われるもので、この働きがしっかりしている人は、仕事でも日常生活でも優秀だと言われることが多いわね」

呆気に取られている俺たち3人を尻目に、ルイーザは講義をはじめた。

「たとえば、商談をしているときに話がちょっと脱線することがあるでしょう？　でも、頭のいい人って、必ず話を本筋に戻せるわよね。料理でもそう。決まった献立に従って料理をつくっているときでも、どれに下ごしらえが必要か、どのタイミングでどれを混ぜ合わせるかっていうのを考えている。こういうことが可能なのは、いくつかの情報を頭のどこかに保存しておいて、必要に応じてそれらを行ったり来たりできるからよ。でも、作業記憶が弱い人は、別の作業をしているうちに、元の作業のことを忘れちゃう。それがミスにつながったりするというわけね」

事情は聞いていると言っていたが、ここ数日の練習をサボったことを怒っているのかもしれない。ルイーザの話は俺たちへの当て付けのように聞こえなくもなかった。あるいは、俺たちが気にしすぎなのかもしれないが……。いずれにしろ、俺たちに作業記憶のトレーニングが必要そうなのは間違いなかった。

マルチタスクの力を高めるなら「有酸素」よりも「筋トレ」

「……で、いつもどおり、作業記憶を鍛えるには運動がいいってわけだろ？」

日暮がため息混じりに言う。

「ええ、もちろん！」ルイーザは悪びれるふうもなく笑顔で答えた。「運動が作業記憶に及ぼす影響についても、さまざまな研究がなされているわ。そのなかでも、いちばんの有望株は『筋トレ』よ」

「……」

俺たち3人は黙り込んだ。筋トレのような単純なトレーニングが、マルチタスクなどの能力に直結するとは到底考えられなかったからだ。筋トレと聞くと、どうしても俺たちの頭の中には、猪突猛進型のゴリが浮かんできてしまう。

「あら？　なんだかいまひとつの反応ね。筋トレは脳への効果も注目されてきているのよ。これまでは有酸素運動一辺倒っていう風潮があったけれど、筋トレにも同等の効果が認められつつあるの。いつかメルマガでも伝えたように、運動が脳に影響を及ぼすのは、血の巡りをよくするからではなく、ＢＤＮＦという栄養素の要因が大きいの。だから、筋トレにも脳科学的効果は十分に期待できるというわけ。

筋トレが作業記憶に及ぼす効果については、いくつかのメタ解析があるんだけど、現時点でいちばん有力なのは、２０１８年のノーザイらによる研究ね。[1]有酸素も含めたいろんな運動を比較したところ、作業記憶への影響がとくに優れていたのが筋トレだったのよ」

「えーっ、それを早く教えてくださいよ～。俺たちがこれまでやってきたのって、結構有酸素運動だったじゃないですか」

伊予が口を尖らせながら言う。すると、ルイーザはやさしく答えた。

「心配しないで。有酸素運動が作業記憶にマイナスだというわけじゃないわ。むしろ、有酸素運動後に作業記憶に関連するタスクをしてみたところ、そのほうが前頭葉の活動が上がっていたという報告もあるわ。[2] 運動をして特定の脳部位を鍛えたいときには、その部位がしっかり『温まって』いるほうが、効果が出やすくなるの。[3] だから、筋トレで作業記憶を鍛えるときにも、ちょっとした工夫が必要になるわ。『右と左をどれくらいの回数やったか』とか、情報をストックしながら運動を行うことで複雑なタスクになっているから、脳への効果も期待できるわね」

そう語りながらルイーザは、オフィス内の一角に3枚のヨガマットを敷きはじめた。嫌な予感がする……。

「さあ……準備できたわ。これから私が指示するとおりに筋トレをやってみて。いますぐここでよ！」

それはこんなエクササイズだった。プランク（うつ伏せの状態で前腕と肘、つま先を地面につけ、頭からかかとまでを一直線にすることを意識する）の姿勢から、片腕ずつ伸ばして元に戻すを繰り返す。このとき、順番は「右―左―右―右―左―左」で最初に戻る。すると、右左を何回行ったかを覚えておかなくてはならず、運動をしながらも頭を使うというものだ。このほかにも、プランク・クライミング（プランクから、足を交互に手のほうへ引き上げ（四つん這いで歩くように）、元の位置へ戻す。順番は「右―左

―右―右―左―左」で最初に戻る）、テーブルトップ・クランチ（仰向けの状態から、片腕を浮かせて前方へ伸ばし、同時に反対の足を後方へ伸ばす。伸ばしたあとにその腕と足を身体の中心でくっつけるように引き寄せる。右腕と左足を1回、左腕と右足を1回、次に右腕と左足を2回、左腕と右足を2回で最初に戻る）など[4]を各1分ずつ行い、休憩を挟んで計3回セットする。

・・・・

数十分後、俺たちは息を切らせながら、オフィスの床にひっくり返っていた。ここ数カ月のトレーニングでかなり身体が変わったという自信はあったものの、やはり筋トレとなるとわけが違う。たちまち腹筋などが音を上げて、プルプルと動き出す。そのうち心拍数が上がってくると、次は右なのか左なのかがわからなくなる。

しかし、俺たちの隣で同じ筋トレをやっていたはずのルイーザは、平静そのものだった。

「あら、ちょっとつらかったみたいね。このトレーニングは、自分なりにいろいろ工夫してみてもいいわ。私なんか、円周率の数字どおりに、3回、1回、4回、1回、5回……なんてやってみることもあるのよ」

冗談なのかなんなのかわからないが、頭のよすぎる人間のやることはわからない。疲

● プランク：両足を腰幅に開き、両肘をつける。
右手を伸ばして戻す。左手を伸ばして戻す。
右→左→右→右→左→左、の順に行っていく。

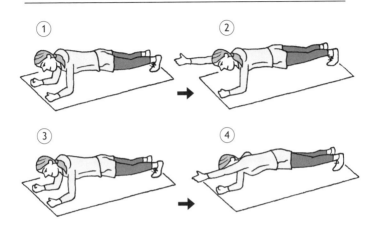

● プランク・クライミング：プランクの姿勢から、右足を浮かし、
肩のほうに引きつけ戻す。左足を浮かし、肩のほうに引きつけ戻す。
右→左→右→右→左→左、の順に行っていく。

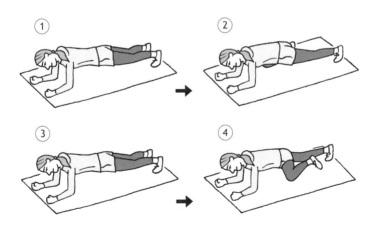

● テーブルトップ・クランチ：仰向けの状態から、両足を浮かして90 度の姿勢を作る。片足を後方に伸ばし、反対の腕を前方に伸ばす。伸ばした足と腕を体の中心で合わせる。右腕と左足を1 回、左腕と右足を1 回。次に右腕と左足を2 回、左腕と右足を 2 回行う。

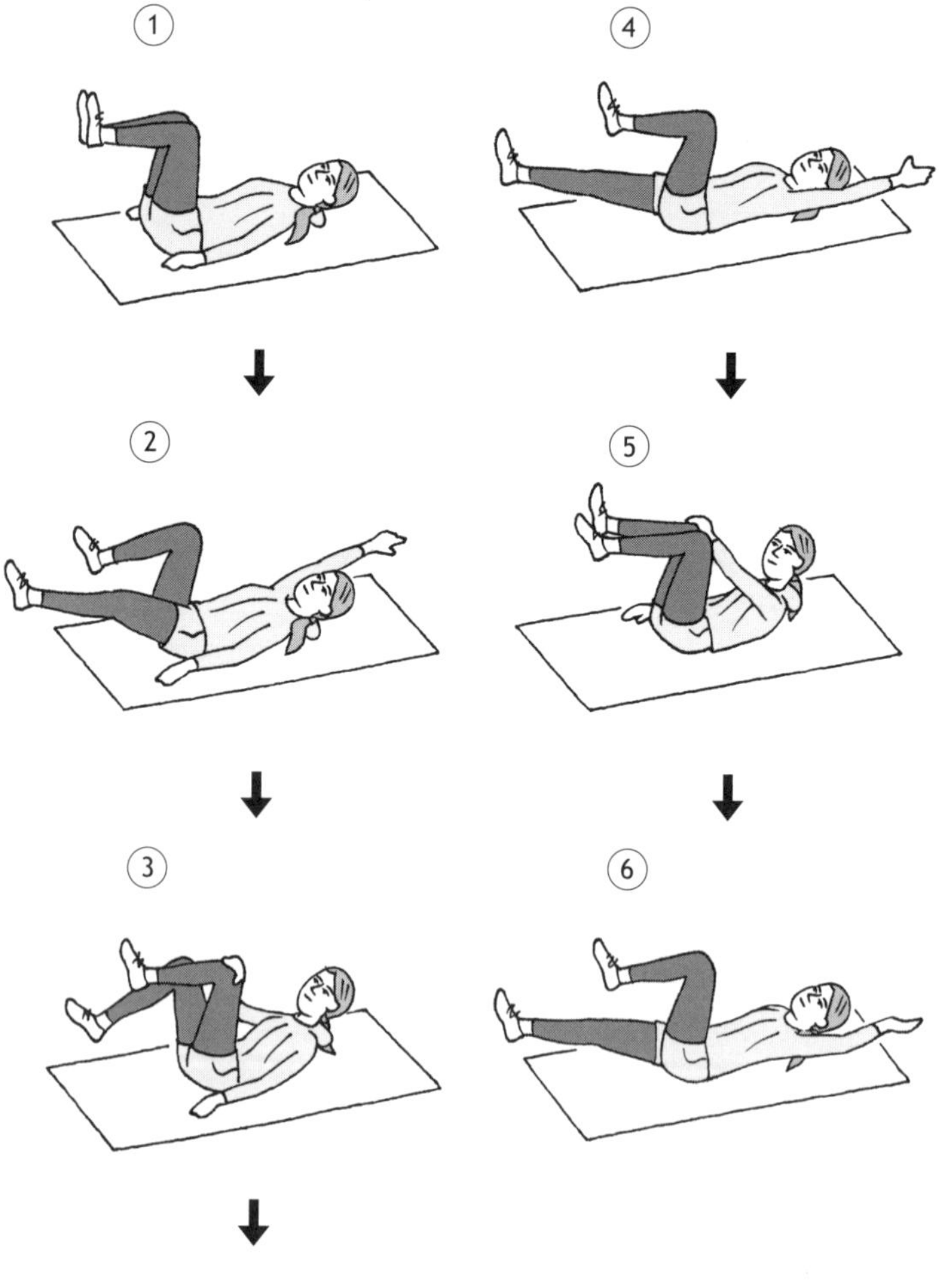

労困憊《こんぱい》の俺たちは、ルイーザの話に返事する余裕すらなかった。

「仕事にとって大事な『作業記憶』のレクチャーは以上よ。近いうちにまた『遂行機能』についても話しにくるから、『覚悟』しておいてね。あ……そういえば、作業記憶トレーニングの効果は30分くらいしかもたないみたいだから、週に何度か続けることをおすすめするわ。みなさんが『仕事のできる人』になれることを心からお祈りしています！」

それだけを笑顔で言い残すと、ルイーザは去っていった。

彼女のいつになく厳しいトレーニングに全身をいじめ抜かれ、もはや立ち上がれないでいる俺たちだけが深夜のオフィスに取り残される。

と、そこで、全員が思っていたことを、日暮がポツリと呟いた。

「ルイーザって……俺たちが練習サボったのを、絶対怒ってたよな……」

「有酸素×筋トレ×インターバル×コーディネーション」で「至高の脳機能」を引き出す

「よし、プランク・クライミング、1分間、スタート！」

17時30分の定時を過ぎると、俺たち3人はいつものように床にマットを敷いて、作業記憶アップの筋トレを開始した。夕暮れ時のオフィスには、まだほかの社員たちが残っている。

　奇異なものを見るようなみんなの視線が背中に突き刺さるが、もはやなりふりかまっている余裕などなかった。このピンチを乗り切らなければ、俺を待ち受けているのは『クビ』だ。にわかには信じがたいが、俺たちの作業スピードは明らかに上がっていた。ルイーザの教えてくれたトレーニングのおかげだろうか、定期的にデスクから離れて身体を動かすだけでも、作業への集中度がまったく違ってくる。[6]

「あ、やってますね！　お疲れさまです!!」

　そう言って姿を現したのは友近だった。よく見ると、後ろに工藤とルイーザもいる。

「3人ともすばらしいわ！」

　俺のデスクまでやってきたルイーザが感嘆の声を発した。

　フロアの社員たちは、ルイーザの突然の来訪にざわついている。俺は周囲に配慮して、チームのみんなをミーティングルームに案内した。

・・・・

「タクマ、セキュリティシステムのチェック作業は、まずまず順調みたいね」

　ルイーザは満足げに言った。このままミーティングルームでレクチャーをするつもりらしい。前回と違うのは、工藤や友近も一緒だということだ。

「仕事のレベルが高くなるほど、プロジェクトを完遂するためには、複雑な脳の使い方をしなくちゃならない。この脳の総合力を決めているのが『遂行機能』よ。認知機能にはいろいろあるけど、そのトップに君臨するような脳の働きね。

　仕事の手順を計画し、それに沿って作業を遂行し、時には計画に修正を加えながら、効率的かつスピーディに目標を達成する――。人間の脳がこうした仕事を成し遂げられるのは、どんな生物よりも『前頭葉』が発達しているからよ[7]」

「……で、どんな運動が遂行機能のアップにつながるのか、それを早く聞きたいですね」

　伊予が急かすように言った。俺たちには時間がないのだ。

「じゃ、ポイントだけ先に伝えておきましょう」

　そう言ってルイーザは、ミーティングルームのホワイトボードに箇条書きをした。

・内容：有酸素運動と筋トレを組み合わせ、コーディネーション運動を混ぜる
・やり方：一定の長さのインターバルトレーニングの形にする
・運動強度：高めがいいが、それが難しければ中等程度でＯＫ

「脳の遂行機能を高めるうえで、科学的にいちばん繰り返し確立されている運動は、有酸素運動と筋トレよ。先日紹介したノーザイたちのメタ解析でも、この2つをやりましょ

うというのが最終結論になっているわ。[8] でもたとえばアメリカのデータでは、両方やっている人は20％にすぎないの。[9] みんなそんなに時間がないのね。そこへさらにセンセーショナルな研究結果が加わるわ。２０２０年にバーゼル大学のルディガらが行った洗練されたメタ解析[10]によると、コーディネーション運動（凝った縄跳びやボール投げなど、バランス、位置感覚、左右など身体の調整力が試される複雑な運動。詳細はEXERCISE 08参照）は先の2つを上回るぐらい遂行機能に効果的だったの。それをブレンドするわ」

「最近、ＨＩＩＴっていうのもよく聞きますけど、どうなんでしょう？」

工藤が彼女の説明に割って入った。ＨＩＩＴ？　なんだそれ？

「工藤くん、よく知っているわね。そのとおりよ。最近注目されているのがＨＩＩＴ（High-Intensity Interval Training）、つまり、最大心拍数70～90％ぐらいの高強度の運動をベースにしたインターバルトレーニングね」

「なるほど、要するに『キツめの運動を休み休みやる』ってところか」

日暮が頷きながら言う。

「そうね。２０１９年に行われたオークランド大学のモレオウらによるメタ解析では、持続的な運動でも、間欠的な運動でも、遂行機能への効果は十分にあることがわかっているの。[11]

ＨＩＩＴにはさまざまな長所があるわ。何よりも、ランニングなどの有酸素運動と比べると、運動時間が短くて済むから、みなさんのようなビジネスパーソンには打ってつけの方法よね。それに、インターバルトレーニングなので、あいだに休むことができるし、その分、テンポをつくりやすい。科学的にも、BDNFの上昇という点で秀でているとも言われるわ」

オフィスでできる、しんどい運動をしなくても効果的な方法

「話を聞く限り、HIITっていいことずくめじゃないですか！」

友近の言葉にルイーザは大きく頷いた。

「逆に、デメリットや弱点はあったりしないんですか？」

工藤が質問する。彼は若いのにいつも一歩引いたところから話を聞いていて、冷静な視点を失わない。

「そうね、あえていえば、まだ長く効果が続くかどうかについては、メタ解析レベルの根拠には欠けているわ。つまり、遂行能力が高まるといっても、それは一時的なものにとどまる可能性はある。それともう1つは……」

「キツいこと。そうだろ？」

俺が先回りすると、ルイーザはフッと笑ってこっちを見た。

「そのとおりよ、タクマ。本当に時間のないビジネスパーソンがやろうにも、さすがにオフィスで汗だくになってＨＩＩＴをやるわけにはいかないものね。ただし、朗報があるわ！」

そう言ってルイーザはホワイトボードに次の文字を書いた。

「ＭＩＩＴ」

「その名も、ＭＩＩＴ（Moderate-Intensity Interval Training：中等度レベルのインターバルトレーニング）。有酸素運動と筋トレをミックスしながら、運動強度を中等度（60－70％）にするの。そして、もしがっつりできるときはＨＩＩＴにすることもできる。両者の効果はほぼ同等だという報告もいくつかあるわ。[12] 筋トレと有酸素とインターバルのいいとこ取りをした方法、[13] それがＭＩＩＴよ！」

「ＭＩＩＴ……」

みんなが同時に口にする。

「有酸素運動と同様、30分くらいの時間を目指したいけれど、インターバルが入るから、そこまでつらくはないわ。それに、筋トレは負荷を軽くしても、回数を増やせば効果は同じだとわかっているの。軽めの筋トレをなるべく早く繰り返すことで、なるべく心拍数を上げることを意識する。科学的に推奨されている有酸素と筋トレを同時に、しかも適度の強度でオフィスでもできる、理想的なフィジカルフィットネスってわけ。さらに、先のコーディネーション運動を混ぜると、巧みに脳を刺激するわ。さっそくやってみましょう!」

ルイーザはバッグから紐状のものを取り出した。

「これはレジスタンス・バンド。女優のハル・ベリー、ケイト・ハドソン、モデルのカーリー・クロスなんかも使っているし、アメリカ医療のメッカであるメイヨー・クリニックも推奨しているフィットネスツールよ。デスクに座りながらできるわ。今日はこれを使ってやってみましょう」

「遂行機能を高める」エクササイズ

MIIT

軽いレジスタンス・バンド（抵抗5キロ、長さ1・5メートルくらい）[14]を用意し、下記エクササイズ（❶〜❾）を行う。

❶上腕カール Bicep Curls（30秒）

❷芝刈り機プレス Sitdown Shoulder Press（30秒）：最後の15秒は2回ごとに両腕を横へ伸ばす

❸ステッピング Stepping（30秒）：最初の15秒は両足同時、最後の15秒は片足ずつ

❹クラムシェル Clamshells（30秒）

❺逆腹筋 Sitdown Reverse Crunch（30秒）

❻ドンキーキック Donkey Kick（左右30秒ずつ）：最後の15秒は反対の腕で Bicep Curls を加える

❼上腕三頭筋プレス Tricep Extension（左右30秒ずつ）

❽チェスト・プレス Chest Press（30秒）：最後の15秒はかかとを交互に上げ下ろしする

❾スラスター Thruster（30秒）：最後の15秒はかかとを交互に上げ下ろしする

ショートバージョン（時間のない方へ）

❶〜❾を順に1回ずつ行うのが1セット。

動画解説はこちら▼

レギュラー・バージョン

❶→❷→❶→❷→❸→❹→❺→❸→❹→❺→❻→❼→❽→❾→❽→❾で1セット。

動画解説はこちら▼

いずれも1セットを1分間の休みを挟んで複数回繰り返す。

・軽い負荷でもいいのでなるべく速く身体を動かし、心拍数を「中等度」に上げることを意識する。インターバルのあいだは、呼吸・血流の変化に注意を向けるようにする。

・1日20-30分がおすすめ（レギュラー・バージョンで2-3セット）。WHOなどによると、わずか10分の運動でも意義があり、1日に複数回に分割して行ってもいいとしている。とくに男性は時間を徐々に延ばしていくことが効果的（メルマガ参照）。

・余裕があり高強度ができるなら、より時間を短縮することも可。[15]

脳のココに効く！

前頭葉、海馬、小脳など

おすすめ強度

中等度60－70％

▼レジスタンス・バンドが用意できない方は、軽めのダンベルや本を使う方法もある。

▼巻末に中級者向けＭＩＩＴを紹介しています。興味のある方は、動画を見ながら試してみてください。

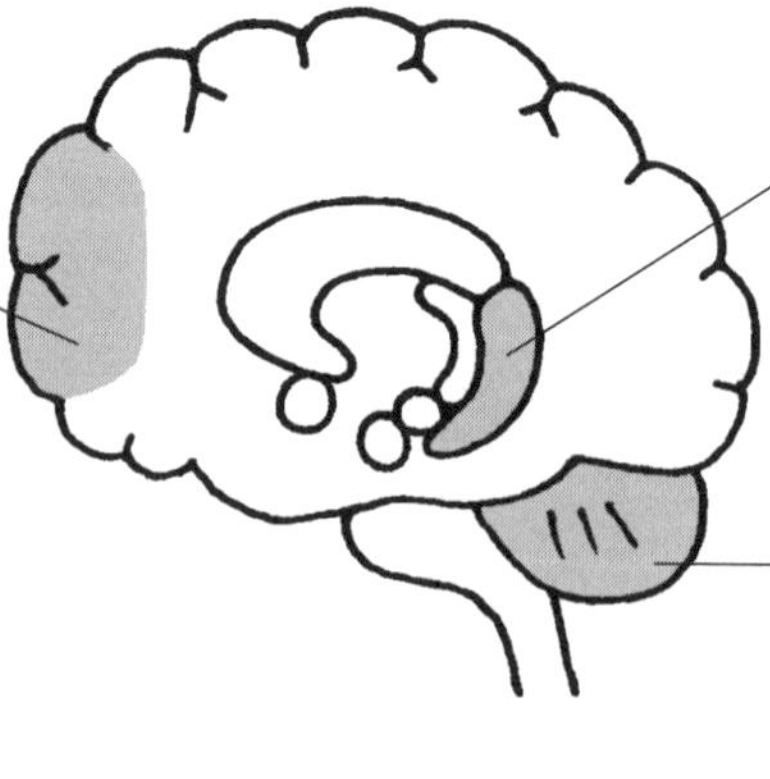

❶ 上腕カール Bicep Curls（30 秒）

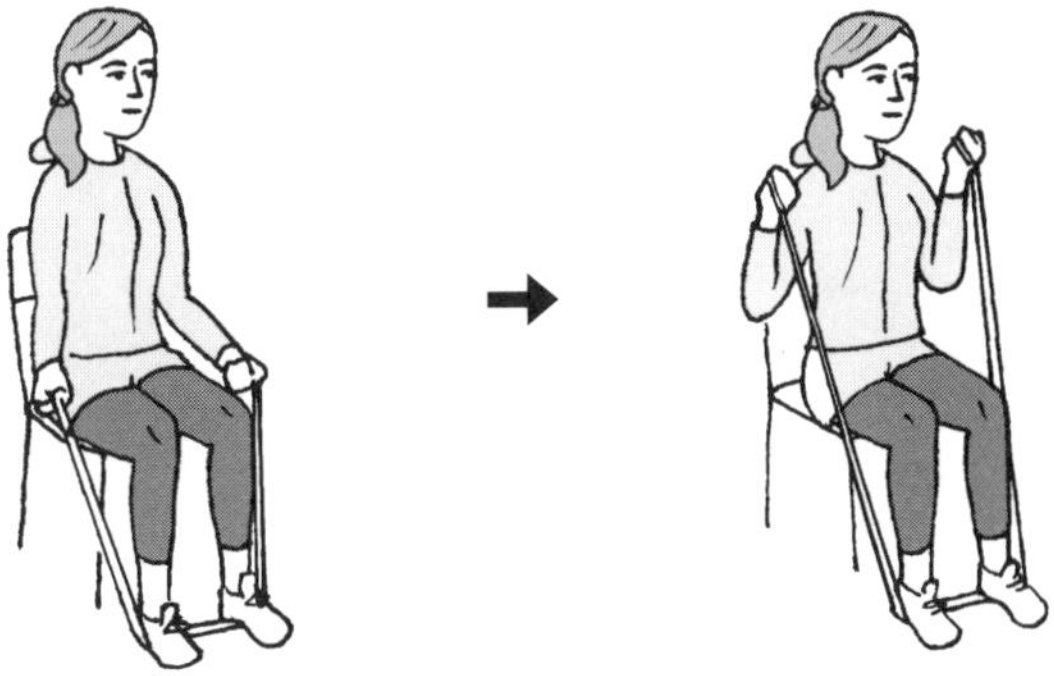

● 脇を締め、肘を固定した状態で行う。手首を曲げないように注意する。

❷ 芝刈り機プレス Sitdown Shoulder Press（30 秒）：最後の 15 秒は 2 回ごとに両腕を横へ伸ばす

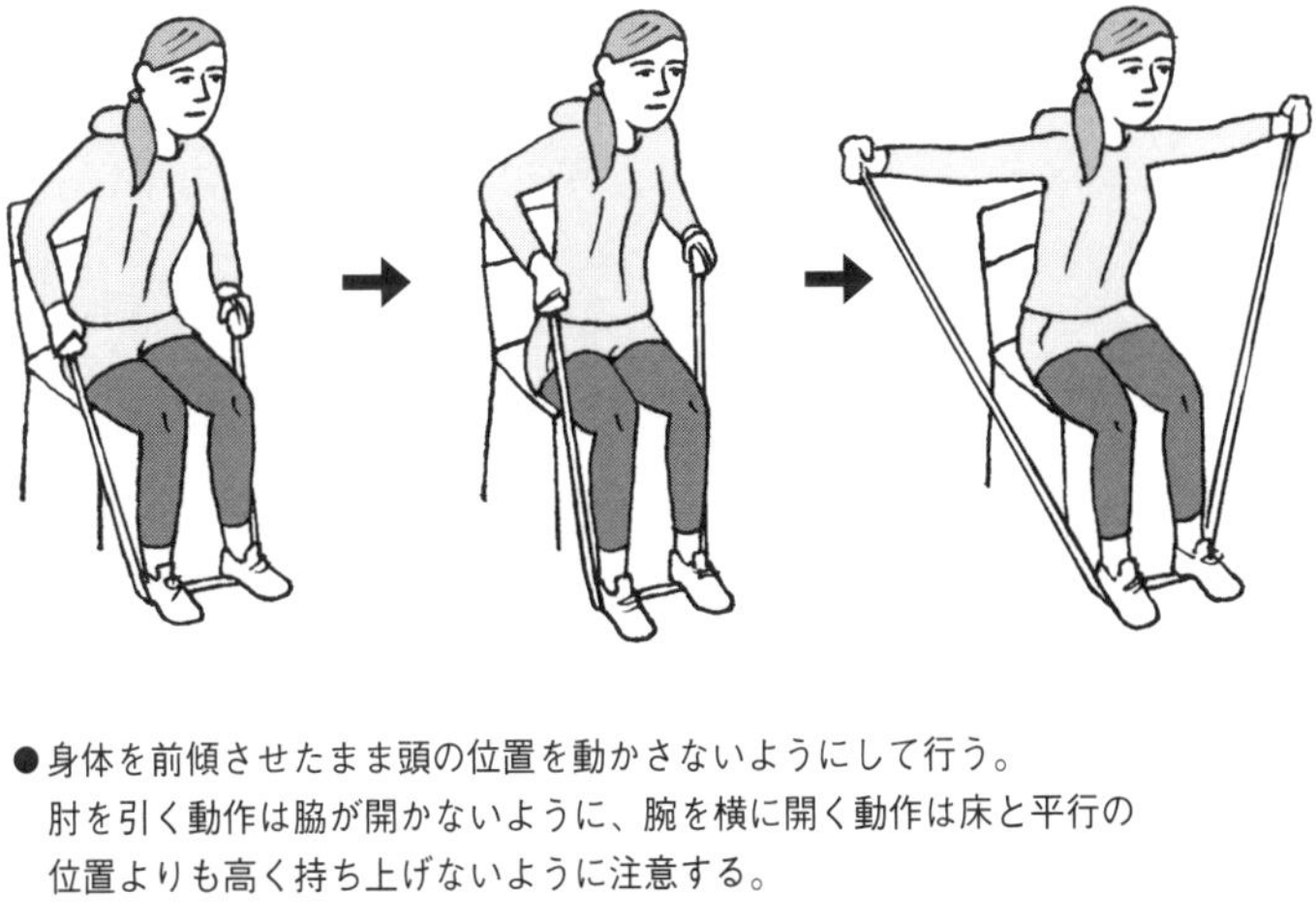

● 身体を前傾させたまま頭の位置を動かさないようにして行う。
肘を引く動作は脇が開かないように、腕を横に開く動作は床と平行の位置よりも高く持ち上げないように注意する。

❸ ステッピング Stepping（30 秒）：最初の 15 秒は両足同時、最後の 15 秒は片足ずつ

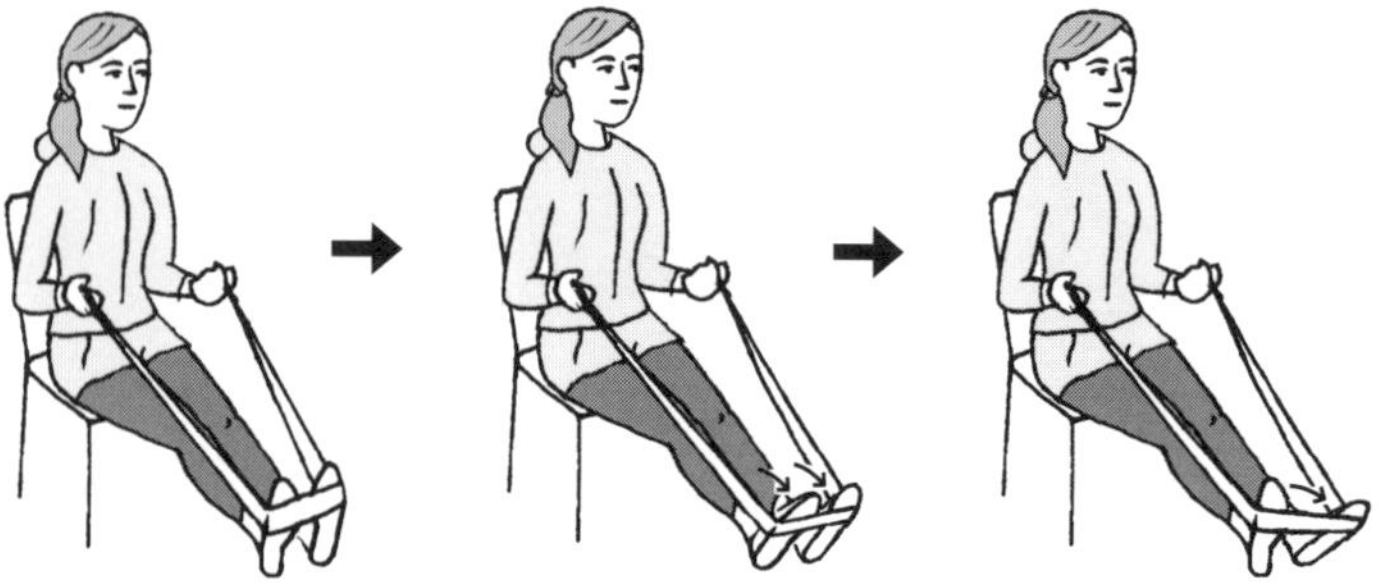

●椅子に深く腰掛け、背中を背もたれに当てて行う。脇を締めて腕を固定させる。
足を持ち上げ、足首を意識してできるだけ大きく曲げ伸ばしを繰り返す。

❹ クラムシェル Clamshells（30 秒）

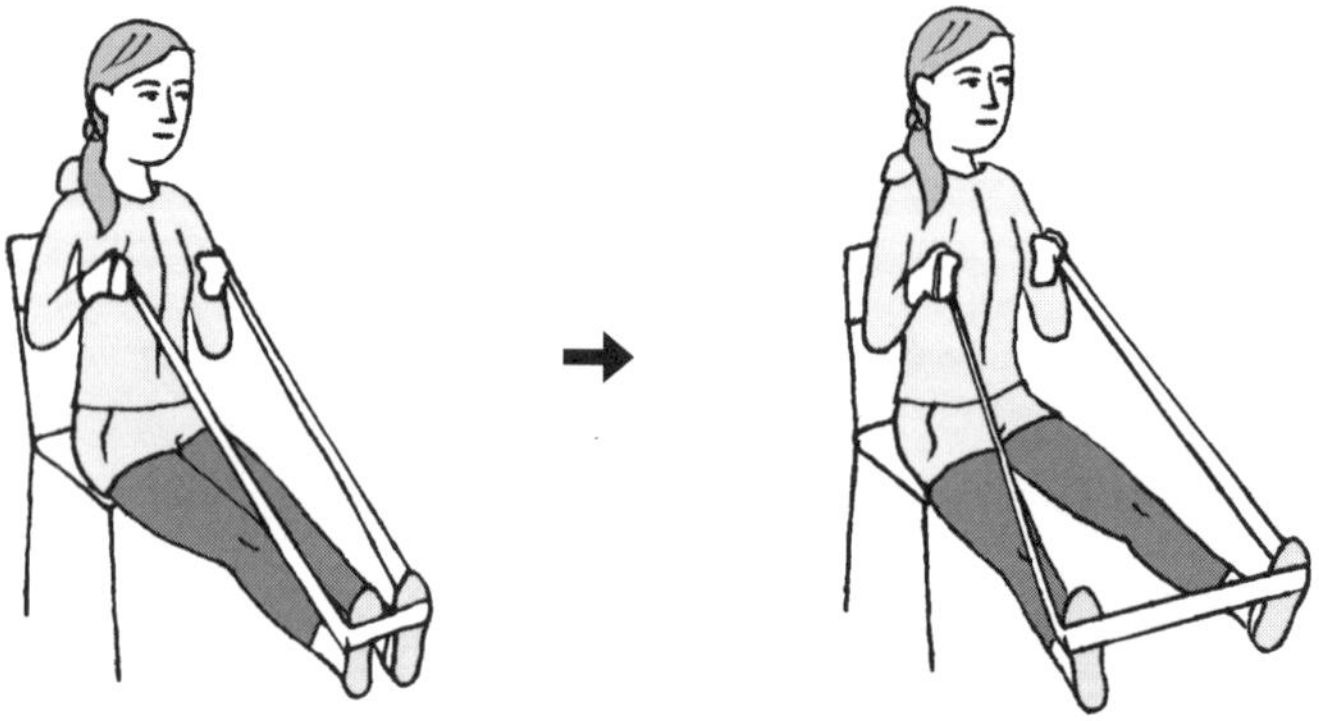

●椅子に浅く腰掛け、背もたれに寄りかかって行う。
脇を締めて腕を固定させる。足を持ち上げたまま左右に広げる。
骨盤の横の筋肉を意識して行う。両足を上げ続けるのがキツすぎる方は、
かかとを床につけて行ってもよい。

❺ 逆腹筋 Sitdown Reverse Crunch（30 秒）

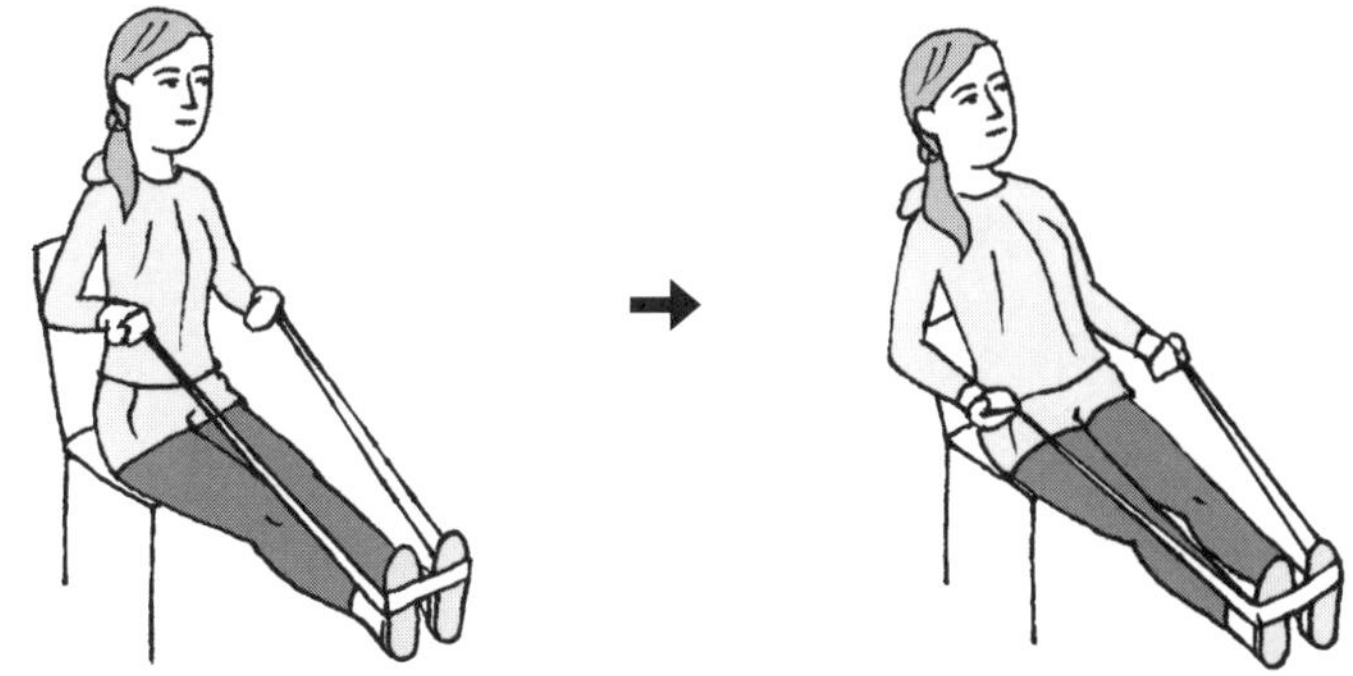

●椅子に浅く腰掛け、背もたれに寄りかかって行う。身体を反ったところから全身で反動を使い、腹筋で両足を持ち上げリズミカルに繰り返す。

❻ ドンキーキック Donkey Kick（左右 30 秒ずつ）：最後の 15 秒は反対の腕で Bicep Curls を加える

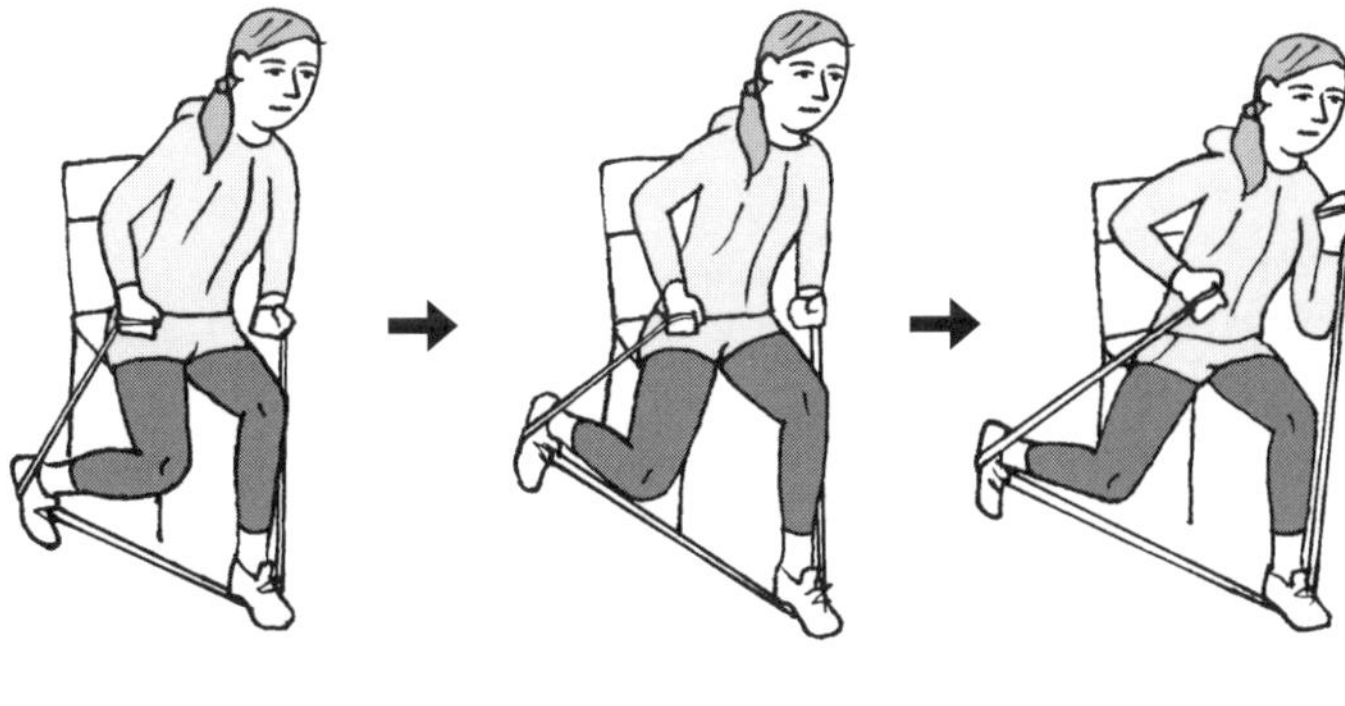

●片方のお尻を椅子から外に出し前傾する。片足でチューブを踏み、反対の足裏にチューブを回す。後ろに蹴るようなイメージでチューブを引っ張る。脇を締め、腕を固定させて行う。
途中から片肘の曲げ伸ばしを入れる。肘の位置は固定させたままで行おう。

⑦ 上腕三頭筋プレス Tricep Extension（左右 30 秒ずつ）

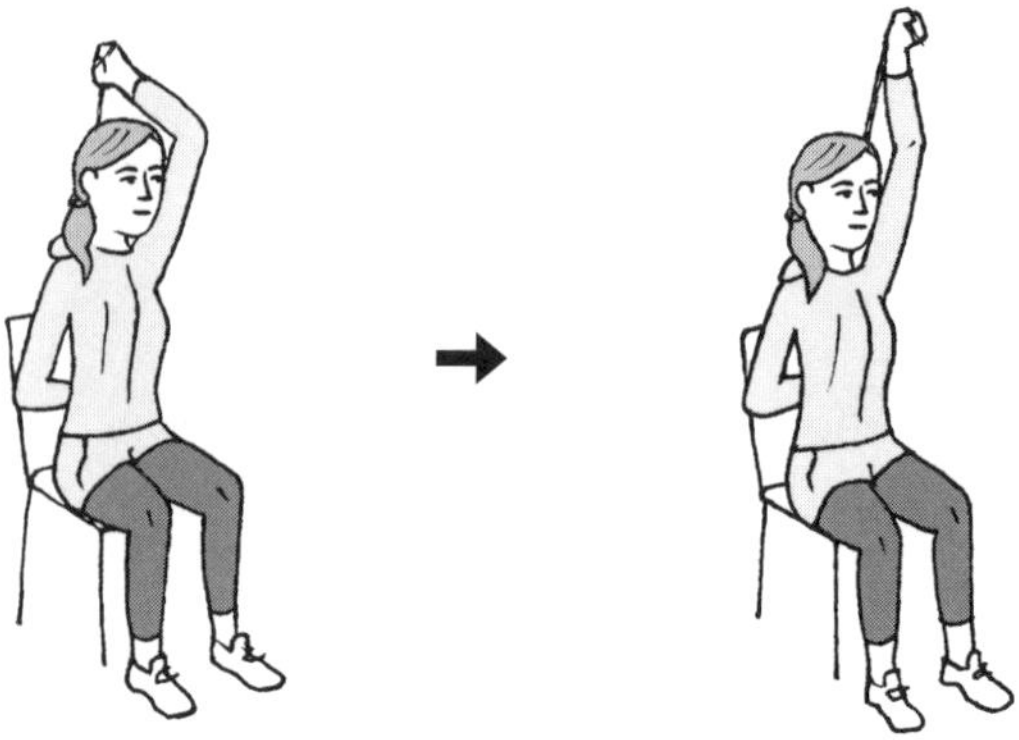

● 背筋を伸ばし椅子に座る。チューブを短めに持ち、身体の後ろに持っていき、
片手の曲げ伸ばしを行う。上の肘の位置は固定して行う。
やりにくさを感じる方は背中に回した腕を腰につけると安定してやりやすくなる。

⑧ チェスト・プレス Chest Press（30 秒）：最後の 15 秒はかかとを交互に上げ下ろしする

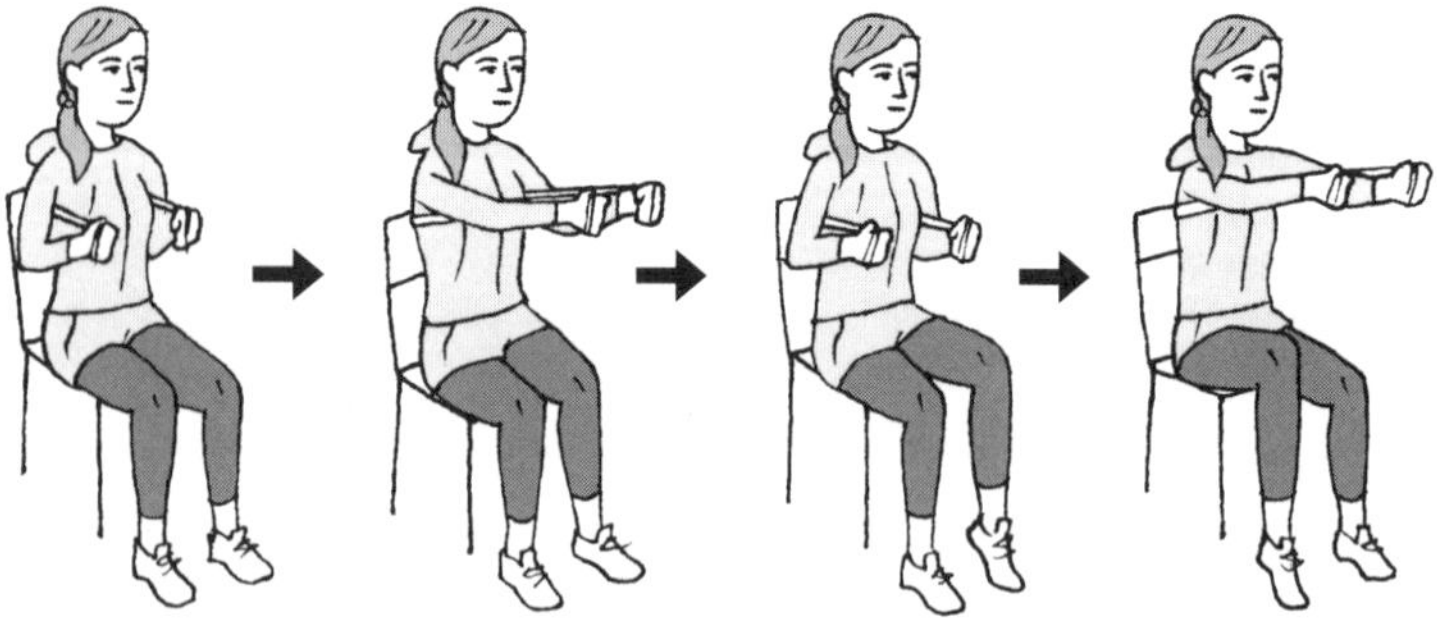

● 椅子に座り、背中にチューブを回す。
チューブが床に対して平行になる位置で肘の曲げ伸ばしを行う。
胸の筋肉を意識する。途中からかかとの上げ下げも同時に行う。リズミカルに行おう。

❾ スラスター Thruster（30秒）：最後の15秒はかかとを交互に上げ下ろしする

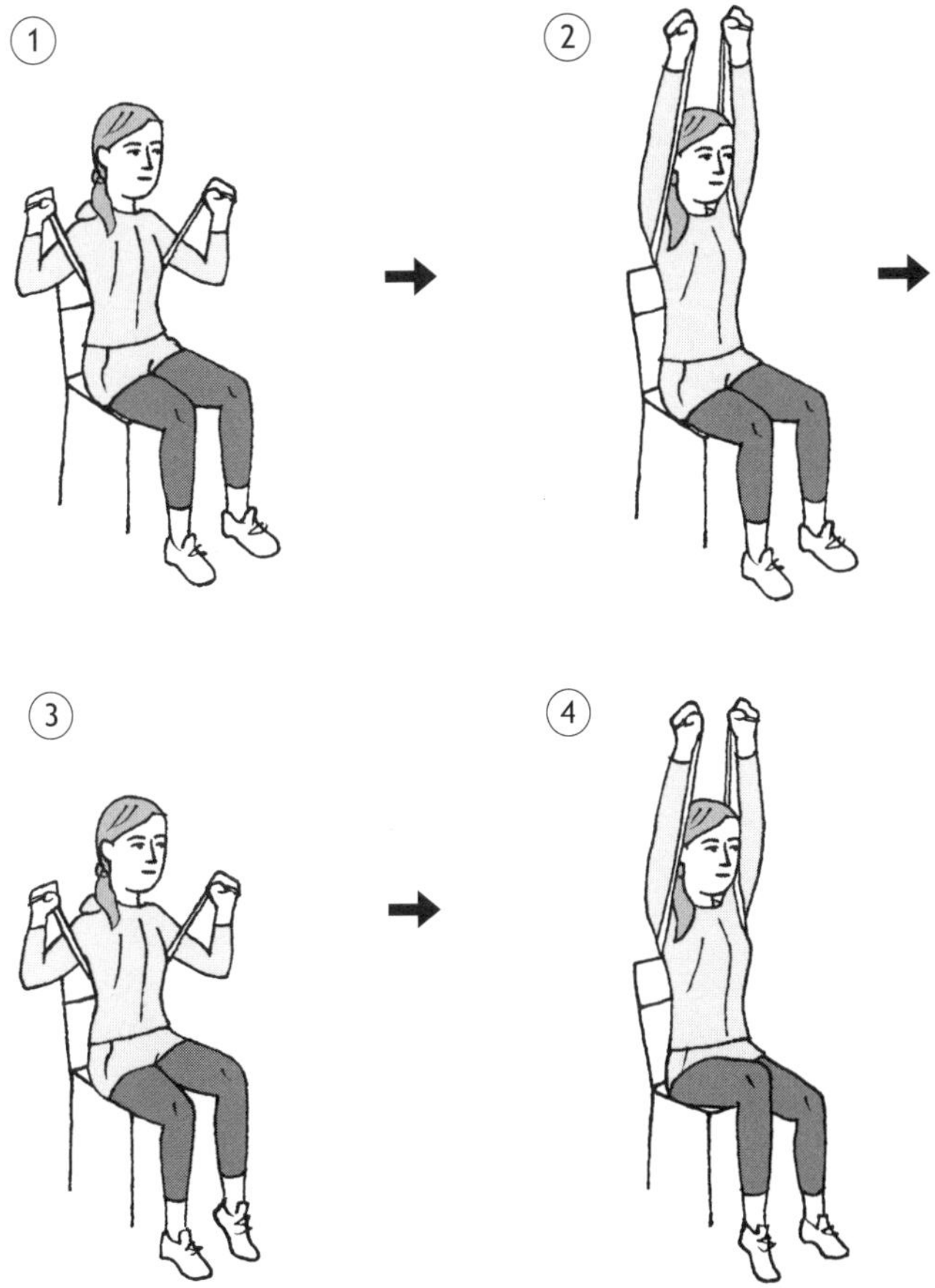

● 椅子に座り、背中に回したチューブを真上に持ち上げる。
肩に痛みがあり真上に上げられない方は斜め前に上げるようにして痛みのない範囲で行う。途中からかかとの上げ下げも同時に行う。リズミカルに行おう。

深夜の渋谷、人もまばらな高層ビルのワンフロアで、俺たちトライアスロンチームの5人は、不思議な一体感に包まれていた。

レジスタンス・バンドを使えば、座ったままでもかなりいろいろなトレーニングができる。しばらくすると心拍数が上がってくるが、この程度の負荷であれば、チームメイトと軽く話しながらでもできる。これで一流の仕事をする脳を手に入れられるなら申し分ない。

その後、俺たちはエクササイズで武装した脳で、夜を徹した作業に向かっていった。

ルイーザのメルマガ⑤――どんな運動が脳のどこに効くのか

最近では「脳には有酸素運動がいちばん」というかつての常識は、変わりつつあります。有酸素運動に筋トレを組み合わせたり、[16] HIITのようなインターバルトレーニングを取り入れたりすることで、[17] 脳にポジティブな影響を与えられることがわかっていますし、ヨガや太極拳、気功やピラティスなどのいわゆる「マインド・ボディ・エクササイズ」の効果についても、脳科学方面での研究はかなり進んできているからです。[18]

● 運動別脳への効果

		有酸素	筋トレ	ミックス	コーディネーション運動	HIIT含む高負荷	ヨガ	太極拳
脳の働き	認知全般	++++	++++	++++			+++	+++
	記憶	++++	++++	++++	++++		+++	
	注意・集中	++++	++		++++		+++	+++
	柔軟性	+	+++			+++		
	作業記憶	+++	+++			+++		+++
	遂行機能	++++	++++	+++	++++	+++	+++	+++
	視覚空間機能	+++	+++	+++				
脳の変化	BDNF	+++	++			+	+	++

++++　複数のメタ解析
+++　メタ解析
++　ランダム化比較試験（無作為に対象者を分けて、ある方法の効果を検討する信頼性の高い研究）
+　観察研究

もはや「どの運動がいちばん脳にいいのか」という議論よりも、これからは「脳のどんな機能を鍛えたいか」に応じて、最適な運動を選ぶ時代になっていくでしょう。脳の働き別に、それぞれの運動の効果を表にしてみました。[19]

これまでの研究の蓄積が多いのもありますが、やはりこの分野では「有酸素」と「筋トレ」が二大横綱であることがまずはおわかりいただけると思います。それ以外にも「ミックス」（＝有酸素運動＋筋トレの組み合わせ）や「HIIT含む高負荷」についても効果が確認されてきています。

興味深いのがヨガと太極拳で、これらはおおむね良好な結果が示されています。[20]ヨガは注意・スピード・記憶・遂行機能、太極拳は注意・スピード・作業記憶の改善が指摘されており、[21]いずれもBDNFを増やすようです。[22]ヨガは「有酸素運動に続け」とばかりに研究が増えており、視床と呼ばれる脳部位の脳内物質GABAを増やし、[23]島などの容積を増やすとも報告されています。[24]しかし、依然として研究数は十分ではないので、ピラティスも含め、まだまだこれからという分野ですね。

それ以外だと、最近盛んなズンバは、太極拳のように手順を覚える運動であるためか、空間に関わる作業記憶改善が報告されています。[25]また、音楽に合わせた運動は視覚空間認知に効果的と言われており、今後のさらなる研究が期待されます。いずれにしろ、音楽の要素を含んだダンス全般は、楽しみながらできるという意味でも目が離せない運動ジャンルですね。[26]このような運動に通じるのですが、コーディネーション運動は、巧みな動きを組み合わせる運動調整能力が問われるもので、最近のルディガらによるメタ解析で秀でた効果が報告されています[27]（EXERCISE 08 参照）。

目的に応じてどんな運動を選べばいいかはわかったとして、ここでさらに生まれてくる疑問が、それぞれの運動を「どれくらいやればいいのか」ということではないかと思います。運動時間の長さは？　運動の頻度は？　どれくらいの期間継続すればいい？　こうした点について、いくつかのメタ解析に基づいて、現時点で最も確実に言えることをまとめておきましょう。

運動は45分必要か？

以前にお伝えしたとおり、集中力などについては、短い時間での運動でも効果が認められています（60ページ）。一方、この分野で有力とされるメタ解析を行ったノーザイらによれば（50歳以上を対象）、45分以下の運動では、脳機能の改善は見られなかったといいます。[28]

より最近のサンダースらのメタ解析では、30分以下の運動でも効果が見られたと伝えています。[29]ノーザイらの結果は、30分以下の運動研究が解析に含まれなかったことと関連しているかもしれません。筋トレを1回するだけのウィルケらの報告では、30分でもいいと言います。[30]先のルディガらの報告では（1回あたり10分以上の運動データを含む）、とくに男性が20週間を超える期間続けるなら、1回の時間を延ばすことがより効果的としています。

研究の世界では、ひとたび有力な論文によって一定の方向性が示されると、それに続く研究でも、その方向がどんどん深められていく傾向があります。そのため、短い運動時間での効果検証については、まだまだデータが十分ではありません。実際、45分以下の運動にどれくらいの効果があるのか、どれくらいまで短くしても大丈夫なのかなどについては、これからはっきりしてくるでしょう。

どれくらいの強さの運動がいい?

中等度以上。高強度なら時間を短くできる可能性があるのは、すでに述べたとおりです(134ページ)。ただ、ルディガらの報告では、女性は軽度から中等度でも効果が出やすいと性別差が指摘されています。

週3〜4回の頻度が必要?

これも運動に関する1つの指針として、耳にしたことがある人も多いでしょう。ノーザイらもサンダースらも、ともに週2回以下の運動でも効果があるとしています。ノーザイは45分なら週1回で十分である可能性も否定していません。「動けば動くほど死亡率が下がる。少し動くだけでも、まったく動かないよりはいい」という健康全般についての研究に以前触れましたが[31]、それも忘れないでいたいですね。

何週間やればいい?

単発で運動するだけでも効果はありますが、それはベストなものではないうえ、持続性の点でも心許ないというのが実情です。ノーザイやサンダース、ルディガも、4週間以上の運動を継続した場合の効果しか検討していないため、たとえば2週間でも効果があるのかなどについては、これからの研究を待つほかありません。しかし、いずれにしても、運動を長期間にわたって続けることは正解のようです。

以上をまとめると、現時点で脳に最もいいと言える運動は、次のようなものです。

①1回あたり30分前後を目指す
②中等度以上（女性は軽度でも）
③週2回を目指す（週1回なら45分を目指す）
④4週間以上継続する
⑤鍛えたい脳の働きによっては短い運動でもいい[32]

「あー大変そうだなー」と思っている人に、さらにやる気を出す情報。しっかりと運動している人は、がんのリスクを10〜30％[33]、心筋梗塞を20〜30％、脳梗塞を10〜20％[34]、記憶低下を20〜30％[35]減らせると、きちんとした研究が示しています。

アスリートのように働こう！
それではまた来週！

ルイーザ

EXERCISE

06

アスリートのように俯瞰し、チーム力を高める

「タクマさん、こっちの件なんですが……」

友近が俺の席に質問にやってきた。

「おい、タクマ。こっちの作業は終わったんだが、次はどこを進めればいい？」

斜め前のデスクから日暮も話しかけてくる。

そんななか、社内チャットのデスクトップ通知が表示される。

「タクマさん、例の件なんですが、ちょっと気になることがありまして……」

工藤からである。

「あーーーー！　一度に話しかけられても困るんだよ！」

あれ以来、なんと友近や工藤もセキュリティシステムの再チェック作業を手伝ってくれている。これまでは部署の違いからほとんど交流がなかったが、2人ともかなり優秀だ。さらに、俺・日暮・伊予の3人も、遂行機能トレーニングのおかげなのか、明らかに作業効率がアップしていた。この調子なら、当初の予定よりはかなり早くチェックを終えられるだろう。一方、チームが大きくなったことで、新たなボトルネックが見えつつあった。それは……俺だった。

みんなが手伝ってくれるにしても、やはりセキュリティ関連のシステムについては、俺が圧倒的に詳しい。そうなると、どうしても俺がリーダー的な位置に立たざるを得ない。しかし、マネジメント経験のない俺にとって、ほかのメンバーの進捗を把握し、うまく仕事を割り振ることは至難の業だった。

行き当たりばったりの指示を出してしまったり、自分の目の前の作業にとらわれすぎたりして、チーム本来の力が引き出せていないのだ。メンバーの能力を100%活用できていないことは誰の目にも明らかだったし、何より俺自身がそれを痛感していた。さすがに以前のようにキレることはなくなったが、俺のなかには確実にフラストレーションが溜まりつつあった。

窓の外を見ると、もう夕暮れ時である。

「ヤバい！　そろそろ練習だぜ」と伊予が言った。

ハッとして時計を見ると、ルイーザとの約束の時間まであと10分もない。俺たちは慌てて席を立ち、オフィス近くの運動場に向かった。

• • • •

急いでトレーニングウェアに着替えて外に出てみると、先に来ていたルイーザが一人でトラックを走っていた。思えば、初めて見る光景だ。

彼女のランは「美しい」のひと言だった。スピードはもちろん、その軽やかさに驚かされる。上体に余計な力が入っておらず、上下動もほとんど見られない。2本のしなやかな脚は、走るために創られた芸術作品のようだった。

俺たちを見つけると、ルイーザはとたんにいつもの愛嬌ある表情になり、駆け寄ってくる。

「みんな集まったわね！」

白い息と滴る汗が躍動している。

セキュリティシステムの事件の最中にあっても、五利社長はトライアスロンクラブの解体を言い渡したりはしなかった。

いつかの帰り道に新島から聞かされた話が脳裏をよぎる。

「スポーツにもビジネスにも有効なトレーニングを施すから、タクマたちをクビにするなとルイーザがゴリに掛け合ってくれた」――やつの話が本当なら、俺たちが会社にいられるのも、こうしてトライアスロンを続けていられるのも、すべてはルイーザのおかげだ。

「今日は2チームに分かれて、リレーをやってみましょう！」

ルイーザが言っているのは、もちろんトライアスロンのリレーだ。スイム・バイク・

ランの3種目を3人で分担して、スプリントという短めの距離を走る。俺のチームが友近と工藤、日暮のチームが伊予とルイーザという組み合わせに決まった。アンカーであるランは、俺とルイーザの対決となるが、ハンデとしてルイーザは俺の2倍の距離を走るという。

スポーツ観戦するだけで筋肉が増える⁉

「いやあタクマさん、やっぱり本当速くなりましたよね」

バイクを担当した工藤が言ってくれるが、息が上がってすぐには返事ができない。2チーム対抗のリレーは、途中まではかなりの接戦だったが、アンカーの俺はなんとかルイーザに追いつかれることなくゴールすることができた。

「ハアハア……シューズを替えたおかげで膝の痛みがないし、MIITのおかげかな、怪我が減ったよ。いや、でも……友近と工藤ががんばってくれたおかげだな」

「タクマさんがルイーザの追い上げに負けないように、私たちでリードを広げとかなきゃと思って必死だったんですよ～」

水泳を担当した友近が言うと、俺たち3人は大笑いした。スポーツっていいなと思った。こんなに自然と打ち解けられる。

日暮や伊予も満足そうな顔をしていた。日暮は小学生時代に水泳を習っていたころの感覚を取り戻し、スイムで急成長を見せていた。学生時代に片道1時間半の自転車通学をしていた地方出身の伊予は、バイクのタイムではチーム内の誰にも引けを取らない。

運動する習慣を遠ざけていた過去の自分を本当にもったいないと感じる。

「みんなよくやったわ！　今日はここで終わりと言いたいんだけど、せっかく脳の活動が高まっているところだし、もう1つだけ面白いトレーニングをしてみましょう。友近さん、これからトラックを走ってみてくれる？　ほかのみんなは彼女の走っている姿をじっくり見ていて」

俺たちはルイーザに言われたとおり、友近のランニング姿を観察した。もともと運動経験のある彼女だが、やはり以前と比べると断然速くなっている。腕の振りとフォアフットで前進していくフォームがすばらしい。

しばらくするとルイーザが友近を呼び寄せ、レクチャーがはじまった。

「いま、みんなにやってもらったのが、アクション・オブザベーション(Action observation)よ。ほかの人の身体の動きをしっかり観察するというトレーニングね。友近さんのランニングをよく観察するだけでも、いろんな気づきがあったんじゃないかしら？　実際に他人の運動を観察しなくても、頭のなかで動きを想像するだけでもいいの。プロのアスリートが本番前にシミュレーションをしたり、イメージトレーニングをしたりするでしょう？　こっちはモーター・イマジェリー（Motor imagery）と呼ばれているわ」

たしかにルイーザの言うとおりだった。友近の走りは完璧に近いように思えたが、さきほど見たルイーザの走りと比べると、いくつかの改善点が俺にも見えてきていたからだ。友近のランニングを観察しながら、俺は「自分だったらもう少し姿勢を前傾気味にするかもしれないな」などと考えていた。

「アクション・オブザベーションにしろ、モーター・イマジェリーにしろ、いずれも私たちのパフォーマンスを高める効果があると言われているわ。他人の運動を見るだけでも、じつは私たちの脳は活動しているし、運動をイメージするだけでも筋力が上がると言われているのよ。

アメリカ人研究者のクロスによれば、ダンサーにほかの人が踊る様子（そのダンサーが知っている振り付け）を見せると、自分がその踊りをしているかのような脳の反応が見られるの。[1]具体的には、運動野のなかでも実は認知機能にも関わっていることが最近わかってきた腹側前運動野（本章メルマガ参照）や、下部頭頂葉、上側頭溝《じょうそくとうこう》といった脳部位ね。アスリートがその動きに習熟していればしているほど、動きを見たときの活動が増すらしいわ[2]」

ルイーザは、それらの脳部位をタブレットのスライドで見せた。

「つまり……」と俺が言った。「トレーニングで積み上げてきたことが、そうした脳の場所に刻み込まれているってわけ？」

ルイーザがうなずく。

「そう、まさにプロがプロたるゆえんね。アスリートはただ『見る』だけじゃなく、『感じて』いるの。これはあるコーチが言っていることだけれど、プロになるアスリートというのは、得てして『目で見て覚える』のが早いものよ。自分が憧れているほかのプロを真似るのもうまい。たとえば、テニスの大坂なおみがセリーナ・ウィリアムズに憧れていたなんていい例ね。プロになるようなアスリートには、モデルになる憧れの選手がいる。

ほかにも、イチローは『選球眼』じゃなくて『選球体』だという表現をしているし、将棋の羽生善治は、理屈で説明しきれない感覚を『大局観』と呼んでいる。彼らは熟達するなかで、『外から見る』だけじゃなく、『内から感じる』脳をつくっていると言えるかもしれないわ」

運動は「心の知能指数」を高めてくれる

「ここからがもっと面白いわよ！」ルイーザは目を爛々とさせながら続けた。

「ミラーニューロンについては聞いたことがあるかしら？　人間の脳は、他人に起きたことを、あたかも自分に起きたことのように感じる働きがあるんだけど、これには2つの脳回路が関わっていると言われているわ。これは、パルマ大学のカタネオらの総説を基に、ミラーニューロンの回路を示した図なんだけど、何か気づくことはない？[3]」

「あっ！」と伊予がいち早く気づいた。「アクション・オブザベーションやモーター・イマジェリーで反応する部位と重なっていますね。他人の動きを見たアスリートが、それを自分のものとして『感じる』ときには、ミラーニューロンが重要な役割を果たしているってことか！」

満足げにルイーザが微笑む。

「そのとおりよ。じつのところ、ミラーニューロンは人間の感情にも深く関係しているの。スタンフォード大学のウェンたちは面白い研究をしたわ。[4]『お金のやりとりをした2人のうち、一方だけが公平じゃない扱いを受けた』という架空のストーリーを、被験者たちに伝えるの。そのうえで、『虐げられた側の人を救うために、自分の身銭を切るかどうか』を聞いたんだけど、なんと人の痛みがわかるようトレーニングされた人たちは、『不公平な扱いを受けた人を救いたい』と答えたのよ。実際、そういう思いと比例して、ミラーニューロンの脳回路の一部である下部頭頂葉の活動が高まっているのが観察されたわ[5]」

「う〜ん、つまりは、アスリートのように運動に習熟してくれれば、人の動きはおろか、人の気持ちも自分ごととして感じられるようになるってこと?」

友近が見事にまとめてくれたおかげで、俺たちの頭もスッキリする。

「そう、友近さん! 人の心の痛みがわかるってことは、ミラーニューロンが関係していて、運動はそこを鍛える。心の痛みだけじゃない。身体の痛みに共感するとき、同じ回路が作動していて、やはり共感力が高まってたの。[6]

つ、ま、り……運動は知能指数(ＩＱ)だけじゃなくって、『心の知能指数(ＥＱ:Emotional Intelligence Quotient)』も育ててくれるのよ![7]」

「こ……心の知能指数??」

俺たちの声が重なる。

「イェール大学のサロベイとニューハンプシャー大学のメイヤーが提唱したＥＱは、自分の感情を整える能力であると同時に、他人の感情を理解する能力でもあるわ。これはスポーツだけの話に限らないわ。ＥＱはチームプロジェクトのような仕事の場面でもかなり重要になるわ。実際、ＥＱが高い人は、仕事のパフォーマンスが高いことがわかってるの。ふだんからよく運動をしているホテルマンは、ＥＱと仕事のパフォーマンスが高くて、上司からの信頼度や仕事への満足度も高かったというデータもあるわ[8]」

ここに来て俺は、ここまでの話がまさにいまの自分に直結することに気づいた。

セキュリティシステムのチェック作業をみんなに手伝ってもらっているものの、俺は自分のことで手いっぱいで、ほかのメンバーの感情にまったく配慮できないでいた。運動が共感力や協調性といった心の知能指数を高めるのだとすれば、これは最終的にはチーム全体の仕事能力をアップさせてくれるということになりはしないだろうか。

「ルイーザ、ミラーニューロンやEQを鍛えるには、具体的にどんな運動をやればいいんだ？」

急に前のめりに質問してきた俺に一瞬驚いた様子を見せたものの、彼女はすぐにいつもの調子に戻る。

「タクマ、いい質問ね。それほど難しく考える必要はないわ。鏡で自分を見ながらトレーニングしてみるだけでもいいのよ。あるいは、皇居ランの休憩中にほかの人たちが走る様子を見ているだけでもいいし、誰かの後ろを走りながら、その人の脚の運びや呼吸を感じる、いわゆる『シャドーラン』もおすすめね。ジムでほかの人のエクササイズの様子を観察するのもいいし、ヨガなどのクラスでインストラクターを真似るのも効果が期待できるわ。

もちろん、チームスポーツもいいわね。25フィート（7・62メートル）以内に自分よりレベルの高いアスリートがいるだけで、自分のパフォーマンスが15％も上がるとも言われているわ。人ってほんと見えない力でつながってるのね」

「サッカー観戦が何よりも趣味の俺にとっては朗報だな！」日暮が言った。

「グート！」ルイーザが返事する。「いい考えよ！　実物だろうと動画だろうと、選手のプレーを観戦しながら、自分がフィールドに立っているような感覚を大事にしてみて[9]」

リーダーに不可欠な「俯瞰する力」

「サッカーといえば……みんな、中田英寿選手は知っているわよね？　中田さんの『キラーパス』は、まるでフィールド全体を上から見下ろしているかのように、絶妙のオープンスペースに蹴り込まれる。こういう力は『俯瞰力』と呼ばれるわ。

サッカー、ラグビー、バスケのようなチームスポーツはもちろん、個人競技でもテニス、バドミントン、卓球などでも、俯瞰力、つまり空間全体を見る力が関係すると言われているの。たとえば、サッカーの名門マンチェスター・ユナイテッドは、8万ドルを費やして『ニューロトラッカー』というトレーニングゲームを導入し、選手の俯瞰力を高めようとしているくらいよ。ニューヨーク・タイムズ紙にも取り上げられたこのトレーニング[10]は、モントリオール大学のジョスリン・フォーベーが開発したもので、YouTubeなんかにもデモ動画が上がっているから見てみるといいわ[11]。

フィールド全体を見る『俯瞰力』に長けた選手といえば、アメリカン・フットボールのトム・ブレイディなどもそうね。世界一と言われたラグビー・ニュージーランド代表のボーデン・バレットが、2018年のオーストラリア戦で繰り出した脚のあいだからのバックパスは、いまだに語り継がれてるけど、背中越しに自チームの選手の位置を把握できたのは、まさに俯瞰力の賜物ね。サッカーの久保建英選手（スペイン／レアル・マドリードなど所属）を指導した中西哲生さんは、スポーツではつねに視野を広く持つことが重要だと指摘しているわ[12]」

「俯瞰力がある人って、リーダーとしても優れているっていうイメージがあります」

ルイーザの話を受けて、友近がポツリと言った。いつも目の前のことに流されてばかりの俺には、耳が痛い話だ。たしかに俺には俯瞰力がない。だからリーダーシップもうまく発揮できないのだろう。

「いいポイントね！」とルイーザ。「仕事でも、リーダーとしてチームを率いたり、個別の分野にとらわれず広く目を向けたりするときには、この俯瞰力がものを言うわ。独りよがりにならず、チーム全体を見渡し、個人それぞれの状況を理解することが、リーダーシップに欠かせないものね。そして、スポーツはこの力を育ててくれるの。実際、日本のプロラグビー選手の空間認識力スコアは一般平均よりも高い[13]し、中田英寿に至ってはそのスコアがなんと満点だったそうよ！[14]　まさに鳥の目のような俯瞰力ね」

「俯瞰力にもやっぱり脳が関わっているんですか？」

伊予が質問した。

「そうね。位置を認識するニューロンは、海馬という部位にある。そのほか、距離感は嗅内皮質というところが担当しているし、[15]後頭頂葉[16]や小脳なども関わっているわ。実際、先のラグビー選手たちは、右の頭頂葉と視覚野の力が優れていて、三次元の空間をとらえるのに秀でていた。[17]

それから、優秀なアスリートは、自分の身体がどういう姿勢を取っていて、それぞれの部分がどこにあるかということを、かなり正確に把握していることがわかっているわ。これを『位置感覚』というのだけど、これこそがアスリートとしての成功を左右しているのではないかとも言われているの[18]」

「……で、その俯瞰力は……」

俺が言いかけると、ルイーザは万事わかっているという表情でうなずく。

「どうやって鍛えればいいか、よね？　ええ、これからとっておきのエクササイズをやってみましょう」

「俯瞰力を高める」エクササイズ

バード・アイ・エクササイズ

2人で3メートル離れ背中向きに立つ。ボールを後ろ向きに投げ、相手を越え、相手がワンバウンドで取れるようにする。交互に行う。数分ごとに立つ位置を変える。

脳のココに効く！

海馬、嗅内皮質、後頭頂葉、小脳

おすすめ強度

軽度40－50％

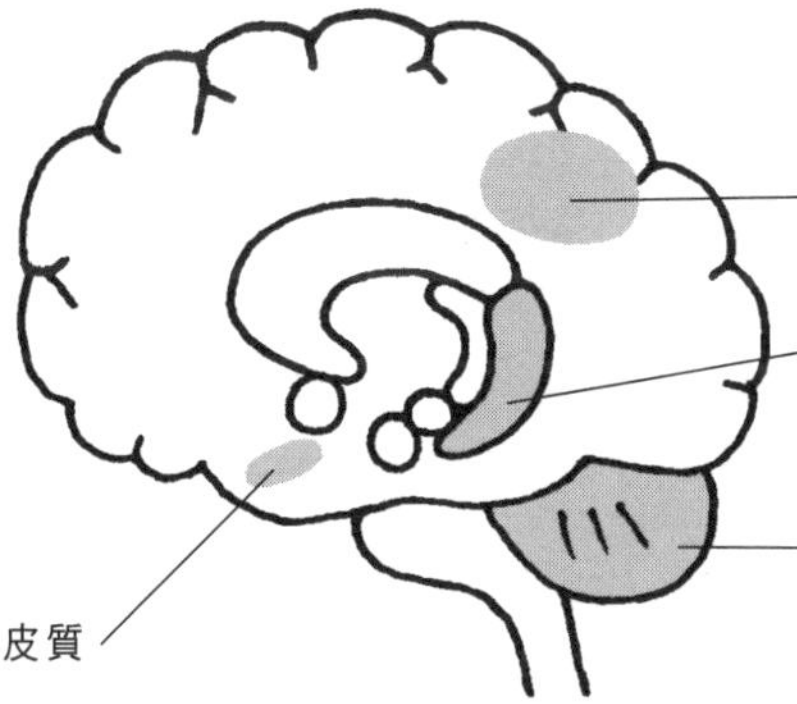

●バード・アイ・エクササイズ

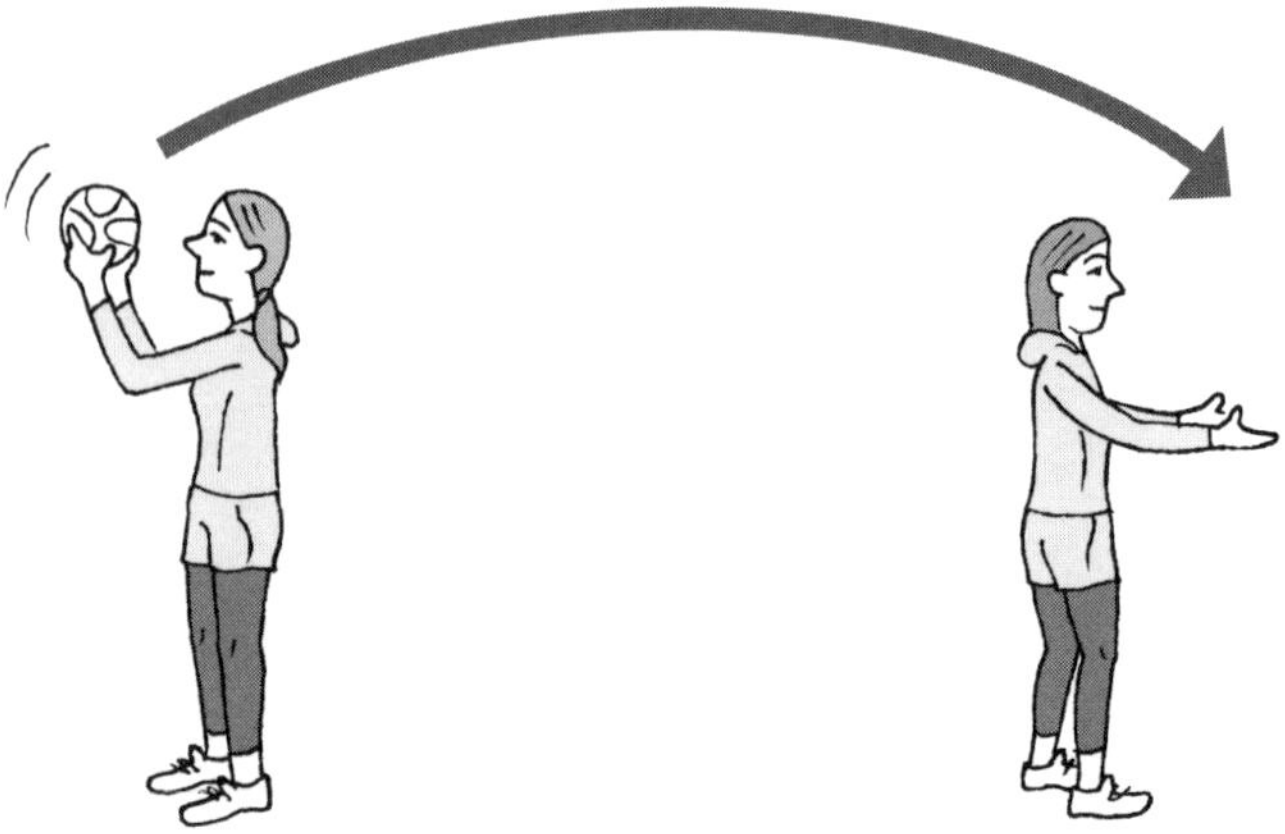

●２人で3メートル離れ背中向きに立ち、ボールを後ろ向きに投げる。
相手を越え、相手がワンバウンドで取れるようにし、数分ごとに立つ位置を変える。

練習終了後、時刻はもう夜の10時を回っていたが、俺たちはオフィスに向かって歩き出した。トライアスロンクラブの5人には、さらなる連帯感が生まれていた。俺以外の４人も、これからまた終電までシステムチェックの作業を手伝ってくれるのだという。

オフィスの入っているビルは、もはや大部分のフロアが消灯されている。メディア5のフロアにももう誰もいないだろう。そう思ってエレベーターを上り切っていくと、入り口近くにユラッと黒い人影が動いた。

「ギ、ギャーーーーーっ！」

幽霊か何かを見たとでも思ったのか、小心者の伊予が素っ頓狂な叫び声を上げる。

「……み…せん……」

その影が何かの言葉を発した。残りの俺たちも思わずさっと身がまえる。不審者がオフィスに侵入しようとしている可能性も考えられたからだ。

「すみません、三原です」

その瞬間、パッと入り口近くの照明がオンになった。日暮がスイッチを入れたらしい。そこには眼鏡をかけたクールな印象の女性が立っていた。年齢は30歳前後だろうか。

「あっ!」と友近が言った。「新島さんのチームにいる三原さんよ」

その説明を聞いて、ようやく俺も顔と名前が一致した。彼女はマサチューセッツ工科大学(MIT)出身だ。同年代の女性である友近は、三原とも何度かランチに行く程度の交流があるらしい。

「……で、どうしたの、こんな時間に?」日暮が聞いた。

「じつは……例のセキュリティシステムのことで、ちょっとお話ししたいことがありまして。はっきりしたことは言えないんですが、新島さんはじつのところあのシステムの問題を事前に知っていたんじゃないかと思っているんです……」

言いづらそうな表情で彼女は切り出した。

三原の話を要約すると、こんな具合だ。

ゴリが会社を挙げてのプロジェクトとして位置づけていたセキュリティシステムの開発は、たしかに新島のチームを中心に進められていた。しかし、納期直前の段階になって、アクセス権に関わる致命的な脆弱性が明らかになったらしい。ある状態のときに限って、システムへのアクセスが不特定多数に許可されてしまうというのだ。

それを発見したのが、他社からメディア5に転職し、途中からプロジェクトに参加することになった三原だった。ＭＩＴ出身の彼女は、システムが抱えているリスクを瞬時に見抜き、開発のスケジュールを大幅に見直すべきだと新島に進言した。

しかし、新島は首を縦には振ろうとしなかった。社長の期待に応えて結果を出し、昇進しなければならないというプレッシャーに駆られていたのだろう。彼はシステム開発を止めるどころか、そのまま突っ走り続けた。そして、苦肉の策として、外部チームの誰かにその責任を押し付けるというアイデアを捻り出した。その「誰か」というのが、ほかでもなく俺だったのだ。

「三原さん、脆弱性のことは絶対に口外するなよ。すべては清水先輩がかぶってくれるから心配ないさ。この件が終われば、俺は部長に昇進する。そうすれば、君もすぐに課長だ。俺が社長に推薦すると約束しよう」

新島は三原にそう言い含めて、口止めを図っていた。そして事実、三原はそのことをずっと黙っていた。しかし、彼女を押し留めていたのは、昇進への誘惑というよりは、新島に対する恐怖だったという。

「いままでなかなか勇気が持てなくて……本当にごめんなさい。でも、やっぱり新島さんのやっていることは間違っているって思ったの。それに、自分の業務とはまったく関係がないはずのみなさんがこうして集まって、必死で清水さんを助けようとしている。それなのに、そんな人を貶めようとしている自分に我慢がならなくて……本当に……ごめんなさい！」

そう言い終えると、三原は声を上げて泣きはじめた。

・・・・

渋谷の空が白んできた朝方、がらんとしたオフィスに俺の声が響きわたった。

「見つけた！　これが原因だ！」

キーを叩き、モニタを指差すと、日暮たちみんなが集まってきた。

「ええ、これに間違いありませんね！」と三原が力強く答える。

たしかにそこにはアクセス権に関わる脆弱性が見つかった。特定条件の下でしか現れないバグだから、三原の助けなしだったら作業はどうなっていたかと思うとぞっとする。

「やるじゃねえか、タクマ！　これもＭＩＩＴで遂行機能を磨いたおかげだったりして」

日暮が冗談めかして言うが、それもあながち間違いではないだろう。三原の情報が大きな助けになったのは間違いないが、それだけじゃない。俺たちが遂行機能を磨きながら、絞り込んでいった作業の賜物でもあった。

「やったぞーーー！」

俺がガッツポーズをすると、トライアスロンクラブの全員も手を叩いて喜んだ。

その瞬間、生まれたばかりの朝の光がオフィスに差し込んできた。

ルイーザのメルマガ⑥――アスリートのように脳を使う

今回、アスリートは脳に経験を刻み込んでいることを話しました。ところで、アスリートの脳にはほかにどのような特徴があるのでしょうか？　とても興味深いデータをご紹介したいと思います。

世界トップのサッカープレーヤーであるネイマール選手の脳についてです。日本の情報通信研究機構のナイトウらが、ｆＭＲＩを用いて足首を動かす際の脳の活動を測定しました。ネイマール選手がプレーで使う足をコキコキと動かすと、彼の脳内ではその動きを司る運動野が活動します。この点は私たちと変わりません。

しかし、ほかのプロサッカー選手などと比べても、彼の脳ではその「活動範囲」がかなり狭かったのです。[19]

じつはこれと似た現象が、バイオリン奏者の脳でも知られています。チュービンゲン大学のロッツェらは、バイオリンでモーツァルトの曲を弾く指の動きをしたところ、より習熟したバイオリニストでは、指の動きを起こす運動野の活動範囲が狭かったのです。[20]

これらのデータから想像されるのは、洗練されたプレーをするアスリート脳は、より効率的に働くようになっているのではないかということです。脳細胞たちが小規模ながら密な特殊チームを組んで、質の高いパフォーマンスを発揮しているわけですね。脳が研ぎ澄まされていくと、余分なエネルギーが必要なくなるのかもしれません。それは経験と練習に基づくものですから、[21]その動きをトレーニングし続けることが欠かせません。

すでにお伝えしたとおり、運動をしばらく続けたあとに頭を使う作業をすると、一般に脳活動はアップするのですが、逆に、活動が低下している場合も観察されるようです。[22]これは、運動をしたことで脳が最適化され、よりわずかなエネルギーで効率的に脳が使えるようになった結果なのかもしれません。

運動は身体能力や仕事能力の改善にとどまらず、より効率のいい脳の使い方を私たちにもたらしてくれる可能性があるのです。

アスリートの脳に関連して、もう一つだけお話をしておきましょう。近年、運動に関わる脳部位のうち、前運動野と小脳、そして運動野それ自体などが、じつは認知機能にも関係していることが明らかになってきました。これはかつては想像だにされなかったことです。

あるメタ解析によれば、運動野は、作業記憶や動きのイメージ、感情・共感、言語といった脳の機能にも関係していることがわかっています。[23]とても博学な人のことを英語では「Walking Dictionary（歩く辞書＝生き字引）」などといったりしますが、身体を動かしながら博識さをそこに蓄えている、そんな脳の場所なのですね。

前運動野は、空間を認識したり、動きを理解して真似したりするような認知活動に関係します。[24]アスリートは「目で見て覚える」のが早いという話をしましたが、まさにそこで活躍するのがこの部位です。また、これもいずれお話ししますが、じつはここが判断力にも関わっていることがわかっています。

一方、平衡《へいこう》感覚や運動のコーディネーションなどを司ることで知られる小脳は、知能・記憶・感情・自律神経など、多彩な脳機能にも関係しています。[25]たとえば、バランスボード（360度どの方向にも傾くボードで、バランス感覚を養うための道具）上で、片足立ちをするなどのエクササイズは、小脳への刺激になり、眠っている脳機能を目覚めさせることになるのではないでしょうか。バリエーションに富んだ運動を試みることで、「眠っている脳」を活性化させ、仕事や日常に役立ててください。

ルイーザ

アスリートのように働こう！
それではまた来週！

EXERCISE

07

身体を動かし、揺るがない心をつくる

「(どうして俺はいつもこうなるんだよ……)」

病室のベッドから天井を見上げながらため息をついた。右肩はガッチリとギプスで固定されており、時折ズキズキとした痛みに襲われる。何より利き腕を使えないのは想像以上のつらさだった。

しかし、俺が叩きのめされているのは、この怪我だけが原因ではなかった。日暮と伊予が、自宅の郵便受けに溜まっていた郵便物をまとめて届けてくれたのが昨日。そのなかに妻からの封書があったのだ。慌てて開封すると、中身は離婚届。いくばくかの望みの灯を消す最後のひと吹きだった。

「(俺はこのまま美鈴の顔を見ることもできないのか。浩一に謝ることもできないのか。里美と一緒に暮らせないのか……)」

そう思うと堪えきれなくなり、天井が涙で滲んだ。

・・・・

セキュリティシステムをめぐる騒動は、その後、ひとまずの収束を見せた。

会社は結局、20億円の示談金をクライアント企業に支払うことになったが、それによる二次的な損失は100億とも200億とも言われ、メディアは「IT業界寵児の没落」を騒ぎ立てた。システムの不備を新島が知っていた可能性について、俺たちはあえて告発することはしなかった。三原への配慮もあったし、何よりも俺たちの言葉がどこまで信じてもらえるかに確信が持てなかったのだ。

真相を知っている俺たちからすれば馬鹿げた話だが、今回の不祥事でメディア5が窮地に立たされて以来、ゴリはますます新島に信頼を寄せるようになっていた。アクセス権に関する脆弱性を発見したのも新島の手柄だと信じて疑っていない。かつての豪腕経営者は見る影もなく、陰では「もはやゴリは新島の操り人形だ」などとささやく声すら聞かれるようになっている。

悔しくなかったと言えば嘘になる。だが、いまの俺はもうキレたりすることはなかったし、新島に突っかかることもなかった。

俺は新島への怒りをぶつけるかのように、そして、家族が去ってしまった悲しみを紛らわすかのように、トライアスロンのトレーニングに励んでいた。正直なところ、実業団チームなんてもはやどうでもよかった。何も考えたくなかった。

たしかなものが失われてしまったなかで、トレーニングだけはいつも努力に応えてくれる。辛くなってきても、別腹の「第2エンジン」が自分に備わっているかのように、さらに頑張れるようになっていた。週末にもルイーザに個別練習を志願し、国内レースにも出場するようになった。あるレースでは入賞する実績も残した。

しかし、振り返ってみれば、どう考えてみてもオーバーワークだったのだろう。心配するルイーザの言葉にも耳を貸さず、俺はひたすらにトレーニングに没頭していた。

そしてある日、ルイーザに車で並走してもらいながら、バイク練習に励んでいた最中にそれは起きた。ハンドルの前についているエアロバーに身体を預けて腕を休めていた俺は、ほんの一瞬だけ注意力が散漫になっていたのだろう。気づいたときには、道路の小石に前輪を引っ掛けていた。慌てた俺は、両方のブレーキを同時に握る——。

次に覚えているのは、地面に座っている自分だった。急ブレーキのせいで前輪がロックされ、前のめりになった車体から身体ごと投げ出されてしまったのだ。地面に強打した右肩あたりを触ると、骨折しているのが素人の俺でもはっきりわかった。

鎖骨を複雑骨折した俺は、緊急手術を受け、この病院に入院することになった。

「私がもっと注意していれば——」ルイーザは涙ながらにベッド脇で何度も謝った。俺はまったく気にすることはないと彼女に伝えたし、実際、彼女を責める気はまったくなかった。過酷なトレーニングをせがんだのは俺なのだ。

復帰までは最低3カ月はかかると言われ、その間、仕事も休職することになった。ただでさえ少なかった給料は、ごくわずかな休職手当のみとなり、かなり心許ない状況だ。そこに来て追い討ちをかけたのが、里美からの離婚届である。仕事、家族、運動……すべてを失った俺は、もはやすべてがどうでもよくなりかけていた。所詮、無力な俺のあがきだったんだ。

そんななか、意外な人物が病室を訪れた。

「よお、タクマ。やっちまったらしいな」

五利社長だった。あいかわらずゴリラのようなガタイのよさだが、例の一件以来、どこか毒気が抜けたように見える。しかし、社長がわざわざ見舞いに来るということは……。ついにクビか、と力なく思う。

「ええ。わざわざすいません」と力なく返事をすると、ゴリは続けた。

「こっちこそ、見舞いが遅くなって悪かったな。心配はしていたんだ。お前がものすごい上達を見せていることは、ルイーザから聞いている」

「は、はあ……」

「ものすごい上達」などと言われても、もはや自分には何も関係のないことのようにしか思えない。

「どうした？　たったの3カ月だろ？　またやり直したらいいじゃないか！」

どうやらクビの話ではなさそうだ。

「その件なんですが……やはり俺には無理です」

しかし、俺はもうトライアスロンをやる気力もすっかりなくしていた。クラブ辞退を申し出ようとすると、それを察したゴリが俺を制した。

「待て待て。辞めるなんて言わないでくれよ。ルイーザのためにも頼むよ！　彼女はお前の上達を心から喜んでいたんだ。あの子、俺がドイツ留学していたときのホームステイ先の娘さんでな。当時はまだ7歳ぐらいだったかな。彼女の両親はプロのトライアスリートでな。一人っ子だった彼女も英才教育を受けたんだ。だが、とにかく親父さんが厳しい人で、それはそれは過酷なトレーニングを強いたらしい。しかし、その甲斐あって、ルイーザはオリンピック代表にまで登りつめ、もはやメダル間違いなしと言われるまでになっていたんだ」

いったい何の話をはじめたんだ？　ゴリとルイーザにまさかそんなつながりがあったとは……。

「ところがだ。オーバーワークだったんだな。オリンピック直前に怪我をしちまったんだよ。奇しくもお前と同じように、バイクで転倒してな。なんとかオリンピックには出場したものの、ルイーザは自分本来のパフォーマンスが発揮できなかった。メダルを目指して小さいころからずっと厳しいトレーニングに耐えてきたんだから、悔しかったろうな。それであの子は結局引退さ。ただ、あの子も言ってた。トレーニングは過酷だったけど、父親と過ごした時間は貴重だったって。泣かす話じゃないか」

初めて彼女に会ったあと、日暮たちと彼女についてネットで調べたときに見つけた写真のことを思い出す。２０１２年ロンドン五輪、メダルを胸にかけたドイツ陸上チームのメンバーたちのなかで、メダルをつけないでいるルイーザ。

するとと不意に、俺の頭に何かがよぎった。それは、体操教室に連れて行っていた美鈴との一場面だった。

「だが、スポーツで培った彼女の力は、それだけでは終わらなかった。その後、コーチとしても数々の実績を上げたし、アメリカに留学してニューロサイエンス分野でPh.D.まで取得したんだからな」

「そんな彼女が、なんでまた日本で実業団チームのコーチを引き受けてくれたんですか？」

俺が質問すると、ゴリは急に真面目な顔になって答えた。

「それは……俺の人徳のおかげに決まってるだろ？」

「……？」

俺が何も言えないでいると、彼はガッハッハといつもの調子で笑った。やはりこの男、根っこの部分は変わらないようだ。

「それは冗談として、まあ、彼女の母親は日本人だからな。母親が生まれ育った国でも生活してみたくなったというのが大きいんだろうな」

気分が落ちこんでいるなら、ほんの少し動いてみるだけでもOK

五利社長が帰ったあとも、美鈴のことは頭から離れなかった。あの日、体操教室に付き添いながらも、俺はスマホで仕事に忙しかった。ふと眼をあげると、そこに美鈴の目線があった。ちょっと寂しそうな顔をして、そしてまた体操に戻っていったんだった。

夜になると、日暮からメッセージがスマホに入った。

「調子はどうだ？　伊予と2人でちょっとした動画をつくった。見舞いがわりだが、ヒマなときに見てくれよな。まあ、お前は一日中ヒマだと思うが（笑）」

日暮の軽口はあいかわらずだ。続けて伊予が「動画はこちら」という短いテキストとともにURLを送ってくる。

リンクを開くと、それは怪我に見舞われたアスリートたちが、立ち直っていくエピソードばかりを集めた動画だった。
1995年　巨人の桑田真澄はひじの側副靱帯断裂、661日ぶりにマウンドに戻る。「ただいま、僕の聖地」
2010年　サッカーのデビッド・ベッカムはアキレス腱断裂から復帰。「苦労なくして勝利なし」
2013年　アルペン・スキーのリンゼイ・ボンは、前十字靱帯断裂などで2度の手術。翌年復帰。「脊髄損傷の人と比べれば自分は幸運」
2016年　ロジャー・フェデラーは半月板損傷で半年以上を棒に振り、翌年メジャー大会2勝で復活。
2016年　ビーチ・バレーのケリー・ウォルシュ・ジェニングスは、2度の肩の怪我にもかかわらず、38歳でオリンピック銅メダル。
2019年　テニスのアンディ・マリーは股関節手術で引退示唆、同年復活の勝利。
何か熱いものがこみあげてきて、全身を覆った。
たしかに俺は運動で変わった。もう以前の俺ではない。
「どうした？　たったの3カ月だろ？　またやり直したらいいじゃないか！」

ゴリに言われた言葉が自分のなかでこだまする。

・・・・・

「俺、このままで終わりたくないんだ」翌日、また見舞いに来てくれたルイーザに俺は切り出していた。

「でもなんて言うんだろう。何からすればいいのか、いまはわからない。身体がついてこないんだ。仕事でも同僚にやられっぱなしだし、家族はバラバラ。おまけにこんなケガまでしちまった。どうすれば俺は動き出せるんだろう？」

ルイーザはいつになく真剣な表情で聞いている。

「タクマ、『どうすれば動き出せるか』って考えている時点で、あなたはもう一歩を踏み出しかけているのよ。もちろん、あなたがいろんな壁にぶつかってるのはわかるわ。私も力になりたい」

そう言って俺の手を握る彼女の手は温かかった。俺はこれまでなかなか機会がなくて聞けなかったことを彼女に聞いた。

「ルイーザ、じつはたまたま聞いたんだ。俺たちをクビにしないようにゴリに言ってくれていたんだろ？」

一瞬ハッとした様子になったあと、ルイーザは静かに話しはじめた。

「たしかに五利社長は、あなたたち3人は『サポート要員』であって、最終的にはクビにしたいと言っていたわ。でもね、だからこそ、私はあなたたちに運動のすごさを知ってほしかった。身体を動かすことで、どれだけ認知機能に対して好影響があるかを実証してみせたかった」

「でも、なんで？　なんで、俺たちみたいなダメ人間をかばってくれていたんだ？」

俺の問いに対して、彼女はこちらをまっすぐに見ながら答えた。

「それは、私自身が運動に救われた人間だったからよ」

彼女の言葉が、ゴリから聞いた話とリンクした。父親から過酷なトレーニングを受けてきた彼女、そして、そのオーバーワークの結果、アスリートとしての栄光を逃すことになった彼女……おそらく彼女は、運動に救われたのと同じくらい、運動に苦しめられてきたのかもしれない。それでも彼女はやはり運動の力を信じているのだ。

「運動が心の知能指数（EQ）を上げるって話は覚えているわよね？　これは単に『身体を動かすとハイになる』ってレベルの話じゃないわ。長期的に運動を継続すると『安定した心』が手に入るということは科学的にも証明されているの。落ちこんだ気分を改善する効果については、お薬やカウンセリングにも負けないということが、4つのメタ解析でたしかめられているわ。

3万人以上の人を11年間追跡したキングス・カレッジ・ロンドンのハーベイらによる通称ハント・コホート研究の報告によれば、気分の落ちこみは運動で12％予防できるとされているし、しかも、運動と言っても、週に最低1時間でも効果があったのよ。[1] 26万人以上を対象にしたメタ解析では、17〜40％の落ちこみが予防可能と言われているし、[2] 中等度以上の運動を週150分やるだけで、落ちこみのリスクが22％減るという報告もある。[3]

予防だけじゃないわ。すでに気分が落ちこんでいる人も40〜50％が運動のおかげで改善したと語っていて、最終的に完治に至る人は28％もいるの。これはかなりすごい数字よ。たとえば、自転車に（1回）20分乗るだけでも効果があるし、運動の強さはあまり関係なかったというから、心を安定させる意味でも、運動をやらない理由はもはやないと言ってもいいくらいね。

日本の働き方改革は、労働時間の短縮ばかりにとらわれているけれど、仕事のストレスにももっとフォーカスすべきよ。心が疲れきってしまっている人のサポートは、ストレステストをやったぐらいじゃ追っつかない。それよりも働く人たちが継続的に運動するには、どうすればいいかに知恵を絞ることこそが、本当の働き方改革じゃないかと思うわ」

ルイーザのレクチャーはまだまだ続く。

「そこでたいていの人が気にするのが、私たちが『安定した心』を手に入れるためには、いったいどれくらいの運動が必要なのかってこと。そもそも、気分が落ちこんでいれば、身体を動かそうという気持ちにもなりづらいわよね。実際、週に150分運動ができない人の割合を調べると、落ちこみがある人のほうが心が元気な人よりも50%多いというわ。

でも、気持ちが下がっているときには、『週150分』なんてのは気にしなくても大丈夫。これはあくまでも、心筋梗塞の予防のような健康一般の観点から推奨されている基準でしかないのよ。最初はできるレベルからで大丈夫だし、週に1時間、単発でもいいわ。とにかく身体を動かしていれば、うつになりにくいというのは、さっきの巨大なメタ解析で証明済みよ[4]。そこから徐々に『中等度の有酸素運動・週150分』を目指していくというのが、現実的な処方箋じゃないかしら[5]。医学的な観点から見ても、患者が途中で運動をやめてしまう率は、お薬の服用をやめてしまう率よりもよっぽど低いの。単に効果があるってだけじゃなくって、人は運動なら続けられるのよ」

ルイーザの蒼い目は深くて、俺をまっすぐに見ている。

「運動がなぜ気分にいいのか、そのメカニズムもわかってきているわ。気分がすぐれないときってBDNFが低下していて[6]、脳には酸化ストレスや炎症が蓄積しているの。運動はこれらを中和して気分を改善する。実際、炎症が高い人では運動の効果が大きかったみたいで、気分に関わる脳部位にも変化が見られたの。[7] 不安な気持ちも確実に減らし、[8] 睡眠も改善する。[9] いずれもメタ解析の結果ね」

雑念回路を黙らせて「ゾーン」に入るには？

「つまり、運動は心の万能薬ってことか」

俺の言葉にルイーザが返した。

「もちろん、心の問題のすべてが運動で解決できるというわけじゃないわ。でも、タクマのように運動の素地ができている人にとっては、やはりいちばんいい方法だと思うわ」

そこでルイーザは少し口をつぐんだ。しばらくうつむいて逡巡を見せたあと、顔を上げて続ける。「私もそんな気持ちを経験したことがある。とてもつらかったけれど、出口はあった。それを教えてくれたのも運動なのよ」

気を取り直した彼女は、そのままレクチャーを続ける。

「では、具体的にどのように運動をしたらよいか？　というと、いちばん手堅いのは『中等度の有酸素運動30分×週数回』ってところね。もちろん可能な範囲からだけど。ヨガの効果もメタ解析で証明されているから、あまり激しく動けない人にはおすすめよ[10]」

「結局、有酸素運動のエビデンスがいちばん確立されてるってことか」

俺が言うと、ルイーザはつけ加えた。

「そうね。でも、そこに1つ、スパイスを効かせるといいわよ」

「スパイス？　なんだそれ？」

「マインドフルネスよ」

どこかで聞いたことがあるが、具体的にそれがなんなのかを俺はよくわかっていなかった。流行り物好きな連中がもてはやしているバズワードだろうと思っていたが、それにしては、かなりよく耳にする気もする。


「マインドフルネスっていうのは、言ってみれば、心と脳を整えるための技術よ。アスリートとの関係で言えば、いわゆる『ゾーン』に入るための術だとも言えるわね」

「ゾーン」という言葉は聞いたことがあった。ものすごく集中しながらも、同時にリラックスしているような意識状態のことだ。アスリートが高いパフォーマンスを発揮して世界記録を出すときや、ビジネスの現場で画期的なイノベーションが生まれたりするときには、このような状態が実現していると言われる。ひとたび「ゾーン」に入ったアスリートは、あたかも周囲がスローモーションで動いているように見えるなどというエピソードもどこかで読んだことがあった。

「ドイツ・ウルム大学のウルリッヒらは、『ゾーン』状態のときに脳で何が起こっているかをｆＭＲＩで調べたの。被験者が与えられた計算課題に没頭しているとき（＝『ゾーン』にあるとき）には、一定の脳部位の活動が下がっていることがわかったの。激情や恐怖を司る扁桃体という部位、そして、雑念回路『デフォルト・モード・ネットワーク』に関連する後帯状皮質・内側前頭葉という部位が鎮静化して、脳が『澄んだ』状態になっていたの[11]」

「なるほど、自由自在にそんな状態を引き起こせれば、アスリートは『鬼に金棒』だな」

「そうなのよ。そして、『ゾーン』に入るときに、有効だと言われているのが、マインドフルネスと呼ばれるメディテーションなの」

「メディテーション？」

「日本語で言うと、『瞑想』ね。とはいっても、日本人が思い浮かべるような怪しいものではないわ。マインドフルネスに脳科学的な効果があることは、膨大な研究によって立証されている。あのマイケル・ジョーダンもやっていたそうで、いまや全米プロバスケットボール協会（ＮＢＡ）の選手の80％が実践しているの。たとえば、レブロン・ジェームズは、チャンピオンを決める大事な試合（２０１２年のプレーオフ）のわずか1分間のタイムアウト中に瞑想をしていたし、毎朝10～15分のメディテーションをするコービー・ブライアントは、『瞬間に起きるプレーに即対応できる準備状態をつくれる』『すべてがスローになる。雑音は1つになり、いまにいることでリズムは乱されない』と生前語っているわ。[12] いずれにしろ、マインドフルネスによって実現される脳状態は、『ゾーン』とよく似ているのよ」

続けて、ルイーザはマインドフルネスの効果を次々と列挙していった。

・後帯状皮質の過剰な活動を鎮め、「もうがんばれない……」という諦めの気持ちを抑える（プレーの円滑な継続を助ける）
・メタ認知を高め、自己中心的なプレーを諫める（チームワークの改善）
・吻側前帯状皮質を鎮め、プレー前の緊張など感情を整える（メンタルコンディショニング）
・島を強化し、注意の切り替え力を高める（ヨガでも島の容積が増加する）
・脳を大きくするため、ＢＤＮＦを増やす可能性大[13]
・攻撃性とリラックスの混在（テニスのノバク・ジョコビッチの言葉。対戦スポーツをするアスリートにとって願ってもないメンタル状態）
・痛みを感じにくくする[14]（痛みと背中合わせのアスリートにとっては朗報。マインドフルネスがうつ・不安・痛みを減らすことはメタ解析で証明済み[15]）
・仕事の生産性、疲労改善、記憶・計算力など認知機能の改善にもつながる[16]

「すごいな、いいことだらけじゃないか！」

「そうよ。そして、脳を整える最良の技術が『マインドフルネス』であり、身体にとって最高のフィットネスが『有酸素運動』なのだとすれば、いっそのこと、両者を結びつけてしまえというのが私の結論よ。現に両者を組み合わせた効果が報告されているし[17]、遂行機能やスピードが改善したというデータもあるわ[18]。強めのヨガの合間にマインドフルネスを組み合わせているグループもあるし、ある日本の大手フィットネスジムでは、運動クラスにマインドフルネスを組み合わせることで、身体のパフォーマンスが上がることを実感しているそうよ。運動を通じて心拍・血流といった身体の状態が大きく変化しているときには、そこに意識を向けやすいし、雑念とかも生まれづらい。有酸素運動とマインドフルネスはやっぱり相性がいいのよ」

「ん？　どういうこと？」

「オーケー。そのためには、マインドフルネスがどういうものかを体験してもらうのがいちばんよさそうね」

マインドフル・エアロビ

❶2分間のマインドフルネスを行う
❷30分の有酸素運動を行う（1日10分＝週1時間程度の運動でもいい）。軽度から中等度の軽いジョギング、自転車などが望ましい。動けるエネルギーに応じて加減するのがコツ
❸2分間のマインドフルネスを行う

マインドフルネスは椅子に座り、目を閉じて、接触の感覚（足の裏と床、手と太ももなど）に意識を向け、ふだんの呼吸の流れだけにひたすら注意を向ける。ほかの考えが浮かんできたのに気づいたら、また呼吸へ注意を戻すことを繰り返す（雑念が浮かんできても、無理にそれを抑えつけたり、自分を責めたりしない）。運動で高まった呼吸が徐々に落ち着いていくこと、逆に、緊張などで乱れたりしていることに気づく。

脳のココに効く！
後帯状皮質、前帯状皮質、前頭葉、海馬、扁桃体など

おすすめ強度

中等度60％

2分間の瞑想のあと、さすがにジョギングをするわけにいかない俺は、ベッド脇でのスクワットとベッド上での寝転びながらの腹筋運動（85ページの腹筋クランチ）で心拍数を上げた。

さらに途中からは、怪我をしていないほうの左手でダンベルをスピーディに上げ下げする。これも、利き腕でない腕を鍛えると同時に、有酸素運動としての役割を持たせている。30分が経過すると、最後にもう一度、2分間のマインドフルネス瞑想。すぐ傍でルイーザが、呼吸に注意を向けるようにガイダンスしてくれるので、初めてだったにもかかわらず、かなりはっきりと瞑想の効果を

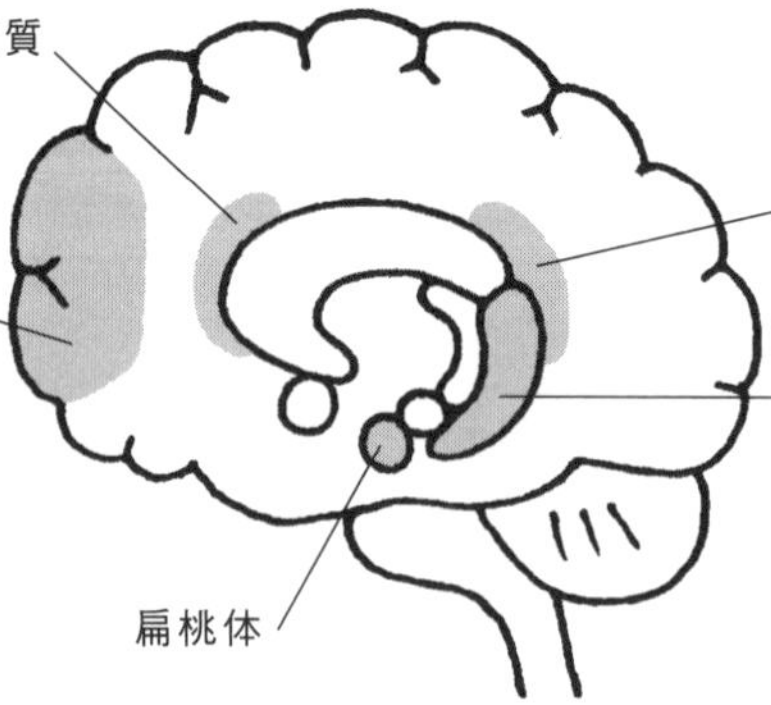

実感することができた。なんとも頭がスッキリしていて、ざわめいていた心が澄みわたったような感覚がある。

「ありがとう、ルイーザ。俺、もう少しやってみるよ。必ず怪我を治して、また追いつくから、みんなにも待っていてほしいと伝えてくれ」

俺の言葉を聞いた彼女は、思わず涙ぐんでいるように見えた。

「もちろんよ！　そして、タクマの復活を私もめいっぱい手伝うわ。もちろん行き過ぎたら今度はストップをかけるけどね！」

そう言って2人は笑い合った。

● マインドフルネス呼吸法

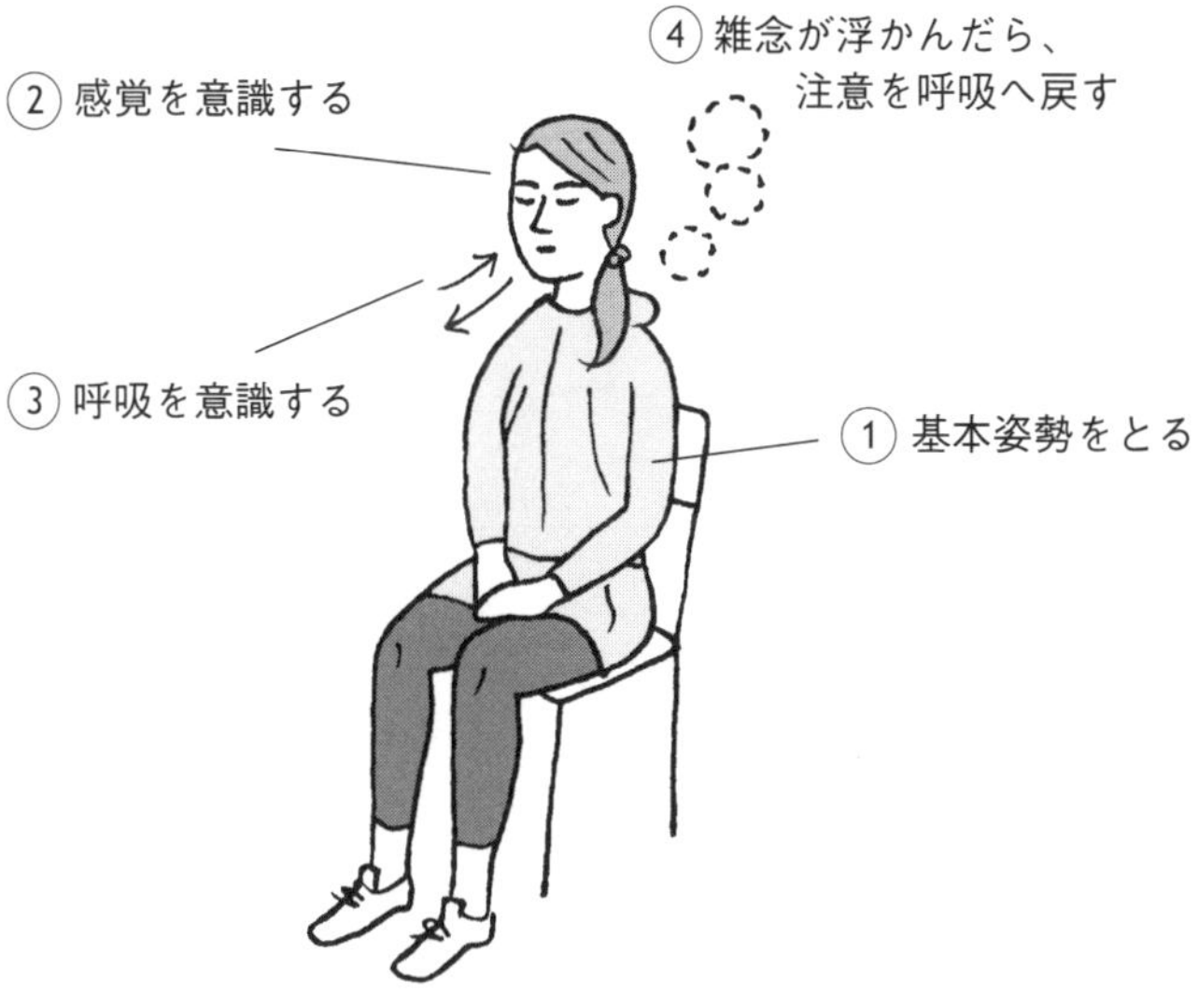

④ 雑念が浮かんだら、注意を呼吸へ戻す
② 感覚を意識する
③ 呼吸を意識する
① 基本姿勢をとる

ルイーザのメルマガ⑦――未来の「アスリート脳」

近い将来のオリンピックは、「デザイナーベイビーたち」による戦いになるだろうと言われています。これは、文字どおり遺伝子操作によって生まれた人ではないにしても、人為的になんらかの手を加えられ、別次元のパフォーマンスを見せるアスリートが主役になるのではないかということです。

コロンビア大学から派生した「deCervo（デサーボ）」という会社は、脳波測定やfMRIを駆使してアスリートの脳の優秀さを測定し、メジャーリーガーなどの発掘に役立てようとしています。スポーツのパフォーマンスは、脳という要因によって大きく左右されるという見方が一般化しつつあり、脳を変えることこそが、前人未到のパフォーマンスにつながると考えられているのです。

アスリートがパフォーマンスを向上させる際には、「もうダメだ」という疲労感にへこたれないことが必要です。以前にお話ししたとおり、疲労感というのは脳、とりわけ、前帯状皮質や島という「注意」を担う部位に関係しています。これらの場所は、身体からの情報（感覚・疲労など）を絶えずモニターするので、運動すればするほどどうしても疲労が溜まってくるのです。

そこで、ｍＰＥＡＫというプログラムでは、マインドフルネスなどを通じてそれらの部位の過剰な活動を鎮め、アスリートの疲労を軽減することで、間接的にパフォーマンスを高めるという方法が取られています。このプログラムは８つのセッションから構成されており、マインドフルネス以外にも、ストローで呼吸をする、氷水を頭からかぶるなどを通じて、身体感覚へのストレスに向き合ったり、それをやり過ごしたりすることを学んでいきます。また、アスリートには不可欠とされる「完璧主義」「自分への厳しさ」からマインドフルネスが教える「コンパッション」「自分への優しさ」への移行などもその中に含まれます。

米ＢＭＸ（競技用自転車）オリンピックチームに対して行われた、ｍＰＥＡＫプログラムに関するパイロット研究では、被験者たちは身体感覚が鋭くなり、前帯状皮質や島の活性に変化があったと同時に、自己中心性（エゴイスティックな考え）に影響する後帯状皮質と前帯状皮質との連結が弱まったと報告しています。[19]

もう一つ気になるのが、「ゾーンに入るためにはマインドフルネスしかないのか？」ということですね。これについては、なんと脳に軽い電流を流すｔＤＣＳ（経頭蓋《けいとうがい》直流電気刺激）という方法によって、ゾーン状態が実現できないかが試みられています。まさに脳を操作する時代ですね。

ドイツのウルリッヒらは、内側前頭前野の活動を変えることでゾーンを生み出そうとしています。[20] tDCSはヨーロッパのメジャー・サイクリングレースでもすでに用いられており、パフォーマンスのアップが期待されています。2017年以降のレビューやメタ解析ではその効果は疑問視されていますが、[21] 東京オリンピックでこれを使用するアスリートは後を絶たないのではないかともいわれていました。[22]

同じくrTMS（反復経頭蓋磁気刺激）という磁気を用いた方法で、背側帯状皮質の活動を鎮めると、運動のパフォーマンスに関連する緊張を和らげられるとの報告も出ています。[23] イーロン・マスクが設立した「Neuralink（ニューラリンク）」というスタートアップが、2019年7月にブレイン・マシン・インターフェース（脳と機械を直接つなぐ技術：BMI）の開発を発表して、世間に衝撃を与えました。BMI技術は脊髄損傷患者などへの応用が期待されていますが、その先には当然、健常者の運動パフォーマンス向上も射程に入ってくることになるでしょう。

とはいえ、テクノロジーによってゾーン状態を生み出すような時代は、もう少し先の未来になりそうです。現在の私たちがゾーンに入るためにできることは、次の2つです。

①マインドフルネス

②フロー状態につながる活動：ダンス、演技、ヨガ、武術系エクササイズ（太極拳、合気道、弓道など）[24]

マインドフルネスがここまでアスリートのあいだでもてはやされている大きな理由は、心理面の強化につながるからです。最後に、アスリートのみならず、ビジネスパーソンにも役立つ心理的アドバイスをお伝えしておきましょう。[25]

①頭に空白を持ち、いつも学ぶ余地を持つ
②過去を引きずらない
③状況を柔軟に受けとめ、動揺しない
④つねにポジティブを探す（自分自身に語りかける「セルフ・トーク」は効果的）
⑤外野の雑音は無視する
⑥自分がやっていることを意識し、やりすぎない
⑦理想の自分を視覚化する（モーター・イマジェリーで最適の自分をイメージする）
⑧自分をコントロールしようとせず、起こることに任せる

アスリートのように働こう！
それではまた来週！

ルイーザ

EXERCISE 08

ひらめきトレーニングで「脳の瞬発力」を高める

復帰から半年が経とうとしていた。ルイーザに初めて会ってから、つまり、俺がトライアスロンをはじめてから1年半が経ち、季節は夏に向かっている。この半年の俺は、ルイーザの個別トレーニングを受けながら、数々の国内のレースにも出場し、メキメキと力をつけていた。俺の持久力は、「第2エンジン」はおろか、さらに「第3エンジン」が身についたようで、苦しいときにもさらなる力が湧いてくるようだ。

相変わらず家族との連絡は絶たれたままで、離婚届はテーブルの上にある。

抜け目なくセキュリティ管理部門の部長になった新島は、いまだに何かと足を引っ張ろうとしてくる。

しかし、いまの俺は以前のようにキレたりしない。仕事への集中力・持続力も以前と比べれば格段に高まっている。俺に密かな自信を与えてくれていたのは、やはり運動での進歩だった。身体つきはさらに締まり、体重が減って、コレステロール値なども20代のころの水準に戻った。

以前と変わったことと言えば、ときどきゴリが練習に顔を出すようになったことだ。はじめは思いつきと勢いだけではじめた実業団チームだったが、俺たちが徐々に結果を出しはじめたことで、ゴリにも熱が入ってきたらしい。「世界を目指せ！」などと大風呂敷を広げていた本人が、ここに来ていちばんソワソワしている。しかし、いつしか俺たちの中でも、「世界」というのがあながち非現実ではないように感じられてきていた。他のメジャーなスポーツと比べると競技人口の少ない、トライアスロンだったからというのもあるだろう。そして、「世界」への入り口が、「世界選手権」というおぼろげな目標になりつつあった。

「ピーターって知っているよな？」とゴリが聞いてきた。

もちろん、知らないはずがない。日本選手権を4連覇しているレジェンドであり、日本に帰化した元アメリカ人だ。彼はすべての種目に秀でており、俺たちからすれば雲の上の存在だ。このままいけば、ピーターは間違いなく次の世界選手権代表に選ばれるだろう。

「ピーターに勝て、とは言わん。だが、せめて、メディア5にも実業団チームありってところは、見せてくれよ！」

メディア5が訴訟によってブランドイメージに大きな打撃を受けて以来、市場ではライバルであるキャピタル社がシェアを急激に広げ、かなりの危機的状況が続いていた。ピーターはキャピタル社の実業団チームのエースだ。ビジネスでもスポーツでも同社に負けているのが、ゴリには我慢ならないのだろう。いまこそ一発逆転が欲しくてしょうがないようだ。

社長の気持ちはわからないでもなかったが、俺たちはひたすら自分の記録を伸ばすことだけを考えた。

ルイーザによると、世界選手権に出るためには、いくつかの対象レースでいい結果を残すことが求められる。対象レースで2位以内に入れば世界選手権出場はかたいらしい。

俺たちは対象レースである「木更津トライアスロン」に照準を定めた。スケジュールを考えると、そこがベストのタイミングで、これが目下唯一の世界選手権へのチャンスとなる。

目標が決まった俺はさらにいくつかの大会に出場し、あるレースでは年齢別でなんと4位に入った。

その後、社長に特別許可をもらい、会社を1週間休んでの高地トレーニング合宿も行った。毎日3種目をこなしながら、夜は低酸素テントで眠る生活を続けたことで、ランでは1キロ4分を切るぐらいまでに成長していた。

・・・・・

「タクマさん、お久しぶりです！　焼けましたね〜」

合宿から戻ると、久しぶりに顔を見せたのは三原だった。彼女の力がなければ、あのセキュリティシステム事件のときに俺はクビになっていただろう。しかしその後、新島チームのホープである三原とは、なかなか顔を合わせる機会がなかった。

「おお、三原さんじゃないか。元気にしてるか？」

「まずまずですね」

そう口にしながらも、彼女がどこか疲れているらしいことは俺にもわかった。マサチューセッツ工科大出身の秀才でも、新島のようなねじ曲がった上司の下で働くのは、かなりのストレスなのだろう。

「ところで……」そう言って彼女は、手元のタブレットでサイトを見せてきた。「あのリブラ・ネットワーキング社が、『テレワーク』をテーマにしたビジネスアイデアを公募するらしいんです。採用されたら賞金1億円！」

リブラ・ネットワーキングは、いま最も羽振りのいい外資系ＩＴベンチャーの一つだ。巨大な資本力を使いながら、日本でも挑戦的なネットワーク環境づくりを試みており、ときどきこうして面白い試みで世間を賑わすことで知られている。

「へー、すごい額だな。『テレワーク』っていうと、自宅やオフィス外など働く場所を選ばない勤務形態のことだな。新島のチームはこれに応募するのか？　がんばってくれよ」

自分たち日陰社員には関係のない話だと思い込んだ俺は、そう言って三原を激励した。ところが彼女は首を横に振る。

「いえ、そうじゃないんです。たしかに新島さんも応募を考えているようなんですが……タクマさん、私と一緒にこれに挑戦してみませんか？」

「えっ……俺？」

驚いて言葉を失っているところに、いつもの2人がやってきた。

「おいおい、俺たちに隠れて面白そうな話をしてるな？」いたずらっぽく日暮が言う。

「三原さんもとうとう新島にはうんざりってわけですね？」事情を察した伊予が続いた。

少しためらった様子を見せたあと、彼女は言った。

「例の一件以来、どうも新島さんは信頼できなくて……。それに、システムバグをみなさんと一緒に見つけたあの日、本当に私、うれしかったんです。だから、『またみなさんと一緒に仕事がしたい』ってずっと思っていました」

「よし！」日暮が思いついたように言う。「いっそのこと、工藤と友近も誘っちまうか！」

「いいですね！」と伊予も珍しく乗り気になっている。

「ありがとうございます！」三原は心底うれしそうに深々とお辞儀をした。「すでに社内でも、新島さんのところも含めて、いくつかのチームが手を挙げているみたいで……メディア5としてエントリーする最終案を、2カ月後の社内コンペで選ぶことになったそうです」

とんとん拍子に話が進むのに戸惑っていた俺も、最後には意を決した。

「よし、やってやろうじゃないか。まずは、2カ月後の社内コンペに向けて、俺たちのアイデアをまとめよう!」

創造モードをオンにする「脳のまばたき」

世界選手権に出るための木更津トライアスロンレースまで、残すところあと3カ月となっていた。いつものトレーニングがはじまる前に、ルイーザはいくつかのアスリートのプレー映像を見せてきた。サッカーのリオネル・メッシ、テニスのロジャー・フェデラーなど、超一流のアスリートたちのプレーは、どれも柔軟で緩急があり、型にはまらない。

「美しい……」

伊予が感嘆の声を漏らす。だが、それは大袈裟な感想だとは思えなかった。たしかに、彼らのプレーは不思議と力が抜けていて、ある種の芸術性すら感じさせる。

「創造的なプレーは超一流の証よ」とルイーザ。「みなさんの脳だって、これまで質の高いトレーニングを積み重ねてきたことで、高いパフォーマンスが発揮できるようになっているわ。仕事でもトライアスロンでも、ぜひ創造性のあるプレーをしようじゃない?」

創造性か……。これまでの俺には無縁な言葉だったが、いまやそうとも言い切れない。今回の社内コンペを勝ち抜くには、とおりいっぺんのアイデアではダメだ。ピーターのような圧倒的実力を誇る選手たちと渡り合っていくのにも、柔軟な発想が求められる。愚直な努力は貴重だが、この世はそれだけで乗り切れるほど甘くはない。

ルイーザによれば、脳がクリエイティブになるときのメカニズムとしては、次のことがわかっているのだという。

・ひらめきの瞬間、右脳の活動がアップする[1]
・左右の脳をつなぐ脳梁が発達している[2]
・3つの主要な脳回路が密接かつフレキシブルにつながっている[3]

一つめについては、ドレクセル大学のコウニオスらが脳波を用いた研究で明らかにしたもので、ひらめきが起きる1秒前に、後頭葉(脳の後ろ側)がスイッチオフになるらしい。この部位が視覚を司っていることを考えると、ちょうど目を閉じて考えているときの状態に近いとも言える。感覚をシャットアウトすると、脳は自由になりやすいらしいのだ。[4]

また、最後のポイントについては、ラッパーが即興でリリックを紡ぎ出しているときに観察された脳のパターンなのだという。いわゆる「フリースタイルラップ」をやっているときには、知性を司る脳回路（前頭前野）のスイッチがオフになり、イマジネーションと集中に関わる2つの脳回路の活動が促進されていた。[5] つまりラッパーが創造性を発揮しているときには、「理屈」の脳を黙り込ませたうえで、「創造」の脳を解放し、そこに集中・没頭しているというわけだ。

「クリエイティビティを高めてくれる運動ってあるの？　俺たち、ちょっと知恵を絞らないといけなくてね」

俺と同じく「テレワーク」アイデアのことが気になっている日暮が聞く。

「もちろん、あるわよ。おすすめはこんなところね」とルイーザが答えた。

・同じペースの単調で軽めの歩行・走り（できたら自然のなかで、視覚的刺激が穏やかなのがいい。[6] トレイルランはおすすめ[7]）

・左右の脳を使う運動（利き手・利き足とは逆を訓練する／作業記憶を高めるエクササイズ［121ページ］／デュアル・コンプレックス・トレーニング［後述213ページ］）

「単調な動きを繰り返しているときに、アイデアがひらめいた経験ってない？　単調な運動をしているときには、無意識に同じ動きを反復してくれる基底核や小脳といった部位が活動し、脳が省エネモードに切り替わるの。そうなると、『理屈』の脳である前頭前野が静かになり、『創造』の脳が解放されるというわけ。さらに『集中』の脳は、おそらく身体から島へ送られる感覚情報を処理するのに忙しくて、外からの情報に煩わされなくなる。つまり、さっきも言った『目を閉じたときのような脳状態』（『脳のまばたき』と呼ばれたりもする）が実現できるというわけね」

パッとアイデアを出す「脳の瞬発力」を鍛えるには？

「ルイーザ、脳の創造性を引き出す方法はわかったんだけど……」俺は前から気になっていたことを聞いた。「そもそも俺みたいに、頭の回転が遅い人間はどうすればいいんだ？　会議や商談の場なんかで『何かいい案は？』なんて聞かれても、その場で瞬時にアイデアを出すことなんてできない。要するに、頭が固いんだよ」

「ええ、まさにビジネスもスポーツも、スピードは命ね。『いいアイデアを出すこと』と同じくらい、『素早くアイデアを出すこと』が重要になる。すでに伝えたとおり、正攻法は有酸素と筋トレね。これらは脳の処理スピードや柔軟性を上げることがわかってる。[8]有酸素運動はもちろん、１回の筋トレで柔軟性が上がるというメタ解析もあるくらいよ[9]」

「やっぱりそこもつながっているってわけか。たしかに一流のサッカー選手は、動き続けるゲーム展開のなかで、『どこにパスを出すべきか』を相手よりも早く発想している。ふだんから運動をしているアスリートたちは、そうした認知機能も鍛えられているんだな」

「そのとおりよ、タクマ！」とルイーザが相槌を打った。「たとえば野球でも、ピッチャーズプレートからホームベースまでは18・４４０４メートル。時速95マイル（約１５３キロ）のボールであれば、ホームベースに到達するまでにおよそ４００ミリ秒、つまり１秒もかからないの。その一瞬の時間のうちに、バッターは振るか振らないかの判断をしているってわけね。

メルマガでも触れたdeCervo社が以前、脳波測定とｆＭＲＩを使ってこの一瞬にバッターの脳内で起きていることを解明しようとしたことがあるわ。２５０ミリ秒で補足運動野、３００ミリ秒で傍帯状回、３７５ミリ秒で海馬と内側側頭葉、４２５ミリ秒で後帯状皮質、そして５２５ミリ秒で縁上回が活動していることがわかった。また同時に、『振る』という意思決定をするときには紡錘状回《ぼうすいじょうかい》が、『振らない』と決めたときには補足運動野が反応していることもわかったわ。トレーニングすると振るか振らないかの判断は8・9%早くなった（約1・2メートルの距離に相当）そうよ」

「脳ってこんなに精密に、しかも素早く動いているのね……」友近が感心したように言った。

「そうね。ただ、こういった研究でわかったのは、スポーツにおいては『反応の速さ』と同時に、『予測』も重要になるってことね。たとえば、プロのバスケットプレーヤーが他人のフリースローを見ると、ボールが手から離れる瞬間にゴールに入るか入らないかを3分の2の確率で当てられるというわ。

脳はとにかく『先取り屋さん』なの。私たちが身体を動かす1秒近く前にはすでに活動している。もっと言うと、『身体を動かそう』という意志を持つよりも前に、もはや脳は動いているのよ。ゴルフのパット前の脳の活動を見れば、そのパットの成功率が予測できたってデータもあるくらいよ」

ルイーザの解説に友近が深くうなずく。

「つまり、一流のアスリートは、単純に脳の反応速度が高いだけじゃなく、ある意味では、未来を『先取り』しているから、ものすごく瞬発力が高いように振る舞えるってわけね」

動きから「自己」をどれだけ取り除けるか

「ちょっとレベルの低い話になるかもしれませんが……」と伊予が言葉を挟んだ。「『足踏みをしながらしりとりしましょう』みたいな体操が推奨されたりしていますよね。一種の『脳トレ』ってやつでしょうか。ああいう体操って、脳の瞬発力を本当に高めてくれるんでしょうか？」

ルイーザはちょっと考えたうえで答えた。

「ああ、運動をして脳を温めながら、同時に特定の認知作業をして脳を強化する『デュアル・トレーニング』ね。2016年のシステマティック・レビューによると、複数のタスクを組み合わせる『デュアル・トレーニング[11]』という方法には、運動機能と認知機能のいずれをも改善する効果があったそうよ[12]。ただし！　デュアル・トレーニングの効果は、そこで行った認知作業に限られる傾向にあったの」

「つまり……」ガッカリした様子で伊予が言う。「足踏みしながらしりとりをしたところで、結局はしりとりが上手になるだけってことですか……」

「そういうこと。ちなみに、認知機能の改善が見られた18本の研究のうち、17本では有酸素運動か筋トレが使われていたわ。足踏みするにも心拍数を十分に上げる必要がありそうね」

「そういうトレーニングって、どうしても高齢者向けの『脳トレ』っていうイメージがあるな。さすがに俺たちは、ボケ防止をやるには早すぎないか？」

日暮が場を盛り上げようと冗談を言う。しかし、ルイーザは真面目な表情を崩さなかった。

「そんなことはないわよ。デュアル・トレーニングは、高齢者に限らず若年者にも効果が見られたの。ふだん運動しない人のほうが、より効果的だったというデータはあるけれどね[13]。具体的に言うと、視覚野・前帯状皮質・前運動野といった認知に深く関わる脳部位のあいだで『連結』が強化されたことが確認されているわ[14]。この結果、認知の柔軟性、ブレーキ、作業記憶、空間認知が改善しているの」

話題はいつもどおり、「では、どうすれば素早く柔軟な判断を下すための『脳の瞬発力』を手に入れられるのか」に移っていった。

アスリートたちも身体各部のコーディネーション、そして頭のスピードと柔軟さ、判断を鍛えるために、さまざまな工夫をしているらしい。

たとえば、サッカー選手の本田圭佑は、手で小さなボールをトスしながら、サッカーボールのリフティングをやったり、立てておいた棒が倒れる前に特定の色のものにタッチして棒に戻るといったトレーニングをしているという。

ルイーザが前も触れたように、こういった「コーディネーション運動」の効果を支持する非常に優れた研究結果が最近出たらしい。スイスのバーゼル大学のルディガらが行ったメタ解析で[15]、この運動方法が群を抜いて効果的だったという。それは、バランス、目・手・足のコーディネーション、動体反応、複雑な動きなどによる「ちょっと凝った運動」と言ったらいいだろうか。

例をあげれば、凝った縄跳び、体操、空手など、とにかく脳を使ってるなというやつだ。この報告は、幅広い年代を解析していること、そして複数の影響要因の相関をうまく考慮している解析方法の秀逸さなどで注目されたそうだ。有酸素や筋トレにも勝りうるコーディネーション運動。もちろんまだ難点はある。全80研究が対象となったうち、11研究のみがこの運動を用い、若年と老年者のみのデータしかなく、まだそのメカニズムが十分に知られてないことなどだ。

「優秀な選手たちの育成で知られる元Jリーガーの中西哲生さんのお話を紹介するわ。ゴール前でシュートを打とうとした瞬間、コーチが『ストップ』と言ったら、選手は蹴るのをやめる。あるいは、ゴールの右へ蹴る指示だったのに、直前に『左!』と言われたら、選手は蹴る方向を変える。そんなトレーニングを中西さんは取り入れているそうよ。これを継続していると、選手たちは余計な力みが抜けて、自然なシュートが打てるようになるみたい。

脳科学的に見ると、このトレーニング法は脳の抑制（補足運動野）や柔軟性を活性化させていると思われるわ。選手はストップをかけられる可能性がわかっているから、『自分がゴールを決めてやろう』というエゴも背景に退いている。おそらく、そうした雑念を司っている後帯状皮質などの活動も相対的に弱まっていると予測されるわね」

「後帯状皮質ってたしかマインドフルネスの話のところで登場しましたよね？」

工藤が指摘した。彼の記憶力は抜群だ。

「ゼア・グート！　まさにそうよ。マインドフルネスをやると、後帯状皮質の過剰な活動が鎮静化するとわかっているわ。実際、中西さんのこのトレーニングを継続している選手たちは、徐々に視覚の解像度が高まったように感じ、ゲーム中にもあたかもスローモーション映像を見ているような感覚を味わうそうよ。いわゆる『ゾーン』状態ね。これも、後帯状皮質の活動が下がることを考えれば当然の帰結ね。結局大切なのは、マインドフルネスのように我を超えた自然な動きができる状態（＝ゾーン）をつくっていくことじゃないかしら」

そこまで一気に話したルイーザは、脳の柔軟性・瞬発力を高めるエクササイズを俺たちに教えてくれた。新たな脳内の神経回路を培い（可塑的変化）、認知や運動の機能が多岐に改善されていくという。[16]

デュアル・コンプレックス・エクササイズ（コーディネーション運動を含む）

コツは、6割方できるようになったら別の内容に移るようにすること。いずれも心拍数を上げながらやると効果的。

❶25センチ四方のマス目（8個くらい）をハシゴのように床に描く（あるいはイメージする）。大きめのボールを両手で宙に投げキャッチするごとに1マスずつ前進し、同時に67に7ずつ加える足し算を行う（テニス選手のドミニク・ティエムはこれの難度を上げたものを実践している）[17]。なるべく速く。

❷工夫した縄跳び：ボクサースキップ（片足跳びを交互に。さらには各足2ステップずつ）、サイド・トゥー・サイド（左右に両足を振りながら、ジャンプする）。

❸筋トレ・コーディネーション：足踏みをしながら、ダンベルや本を持った両腕を胸の位置から前、左右、上、下へ伸ばし胸の位置へ戻すことを順番に繰り返す。次に、前

に一歩出て戻るを繰り返しながら、両腕を同様に動かす。さらには、腕を伸ばすのを左右交互にし、足を前後する。段々スピードを速くする。

❹パッシング・ボール：左右に素早くサイドステップしながら（左→中央→右→中央を繰り返す）、相手からトスされたボールを左右言われた手で受け取って投げ返す。相手は受け取る手が身体を交差するのを混ぜる（右側に来たボールを左手で受け取り投げ返す。テニス選手のロジャー・フェデラーは類似のトレーニングを実践している[18]）。

脳のココに効く！

前頭葉、一次運動野、補足運動野、脳梁、基底核、小脳、前運動野など

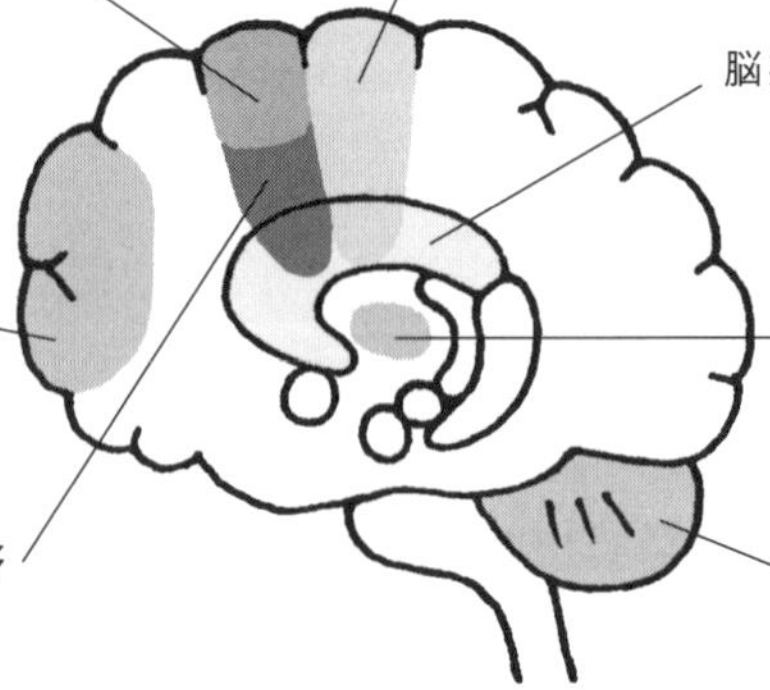

❶ キャッチ・カルキュレーション

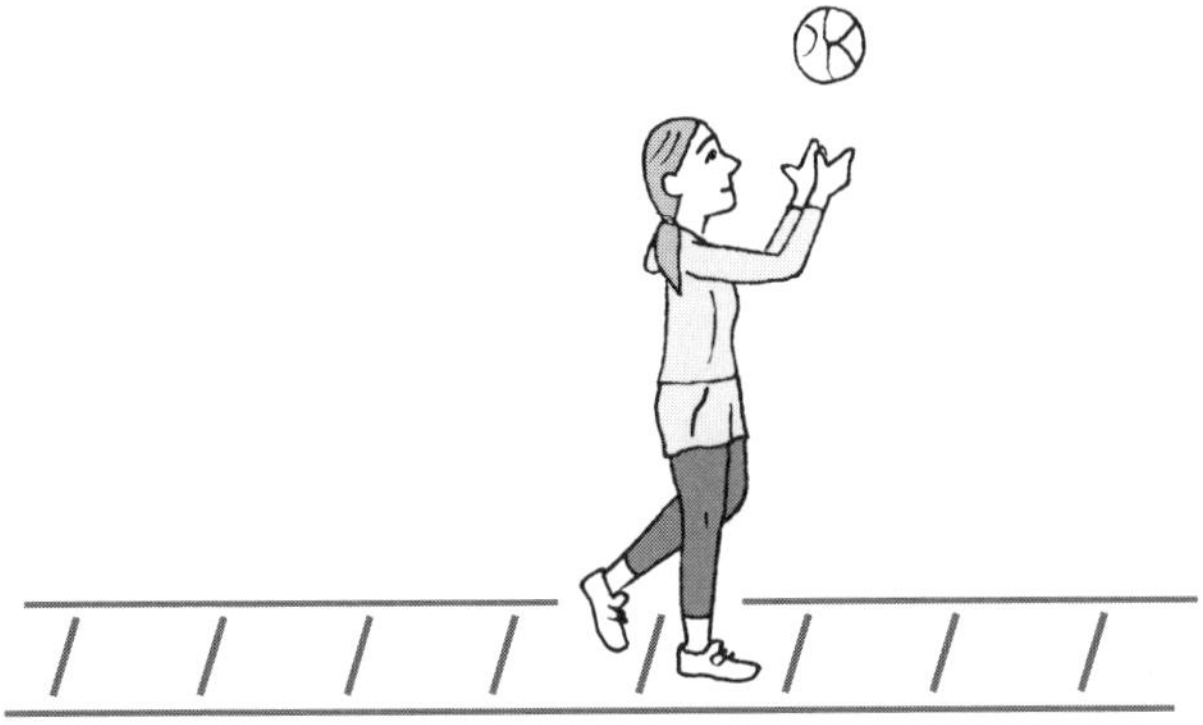

● 25センチ四方のマス目（8個くらい）をハシゴのように床に描く（あるいはイメージする）。大きめのボールを両手で宙に投げキャッチするごとに1マスずつ前進し、同時に67に7ずつ加える足し算を行う（テニス選手のドミニク・ティエムの動画はこれの難度を上げたもの）。なるべく速く。

❷ ベアリング式縄跳び

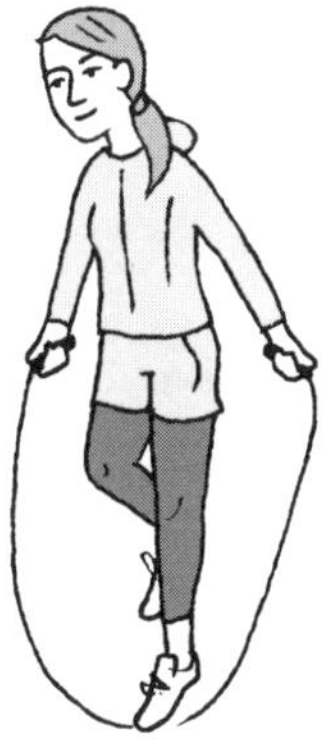

● 工夫した縄跳び：ボクサースキップ（片足跳びを交互に。さらには各足2ステップずつ）、サイド・トゥ・サイド（左右に両足を振りながら、ジャンプする）。

❸ 筋トレ・コーディネーション：足踏みをしながら、ダンベルや本を持った両腕を胸の位置から前、左右、上、下へ伸ばし胸の位置へ戻すことを順番に繰り返す。

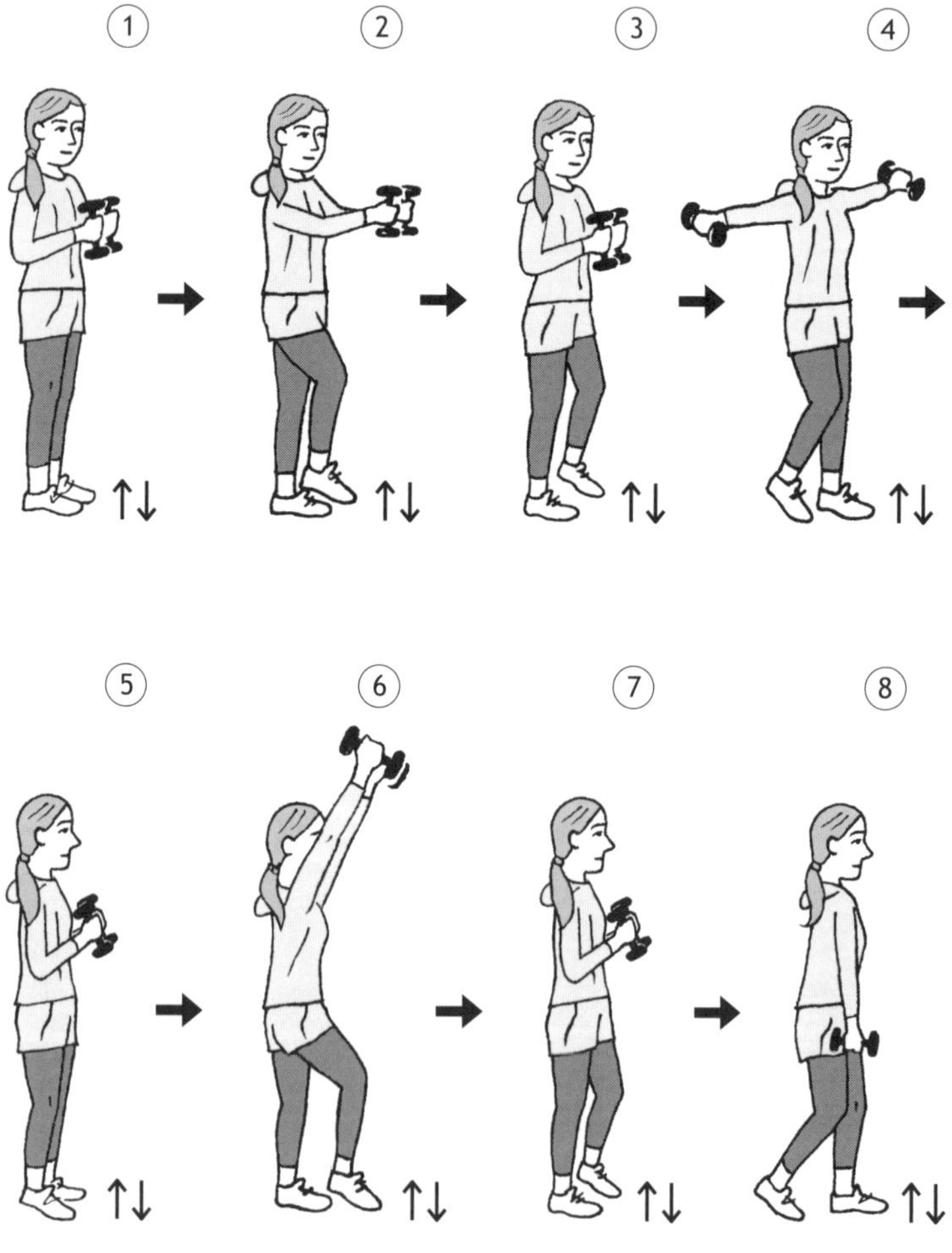

●次に、前に一歩出て戻るを繰り返しながら、両腕を同様に動かす。
さらには、腕を伸ばすのを左右交互にし、足を前後する。段々スピードを速くする。

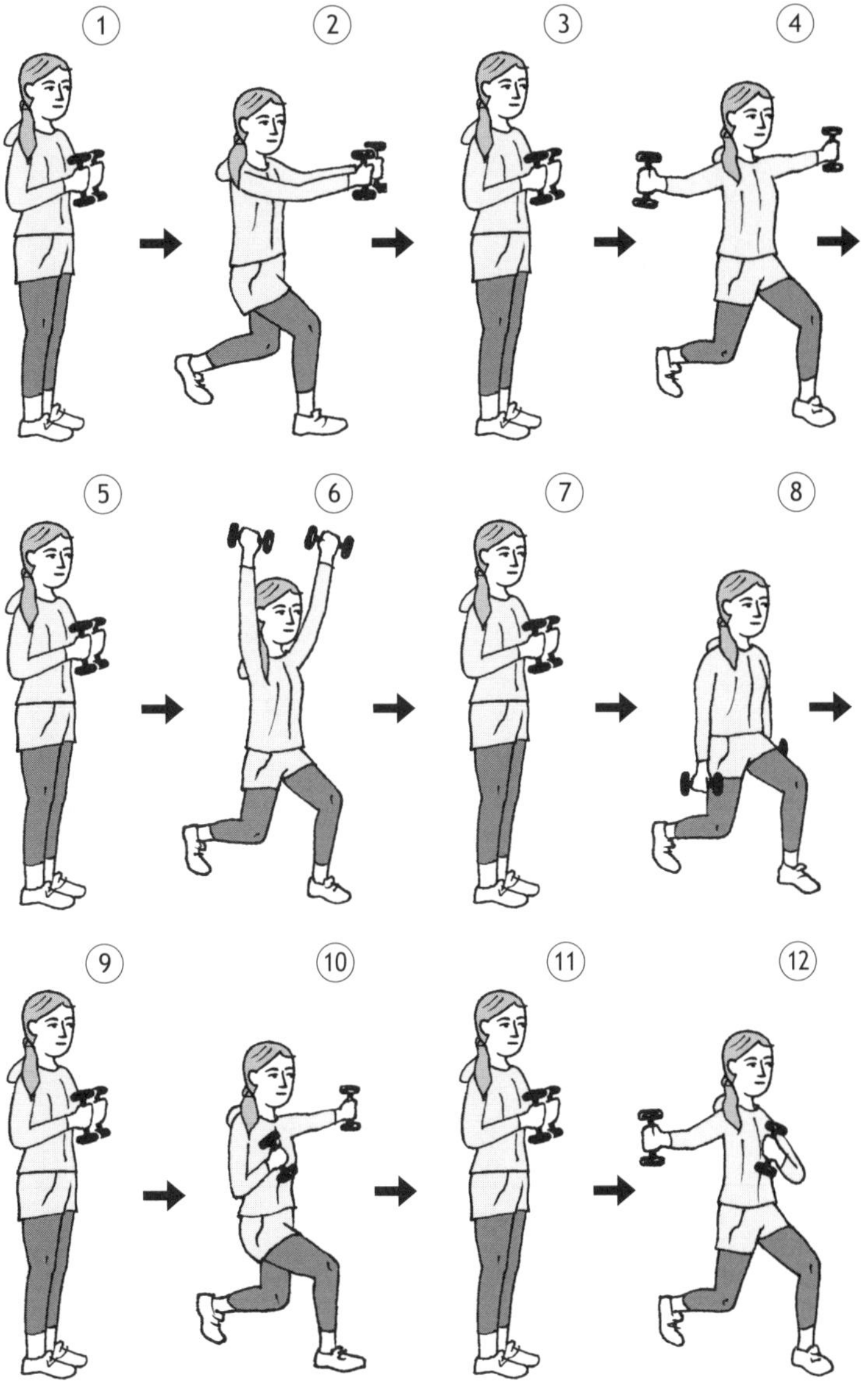

❹ パッシング・ボール：左右に素早くサイドステップしながら（左→中央→右→中央を繰り返す）、相手からトスされたボールを左右言われた手で受け取って投げ返す。

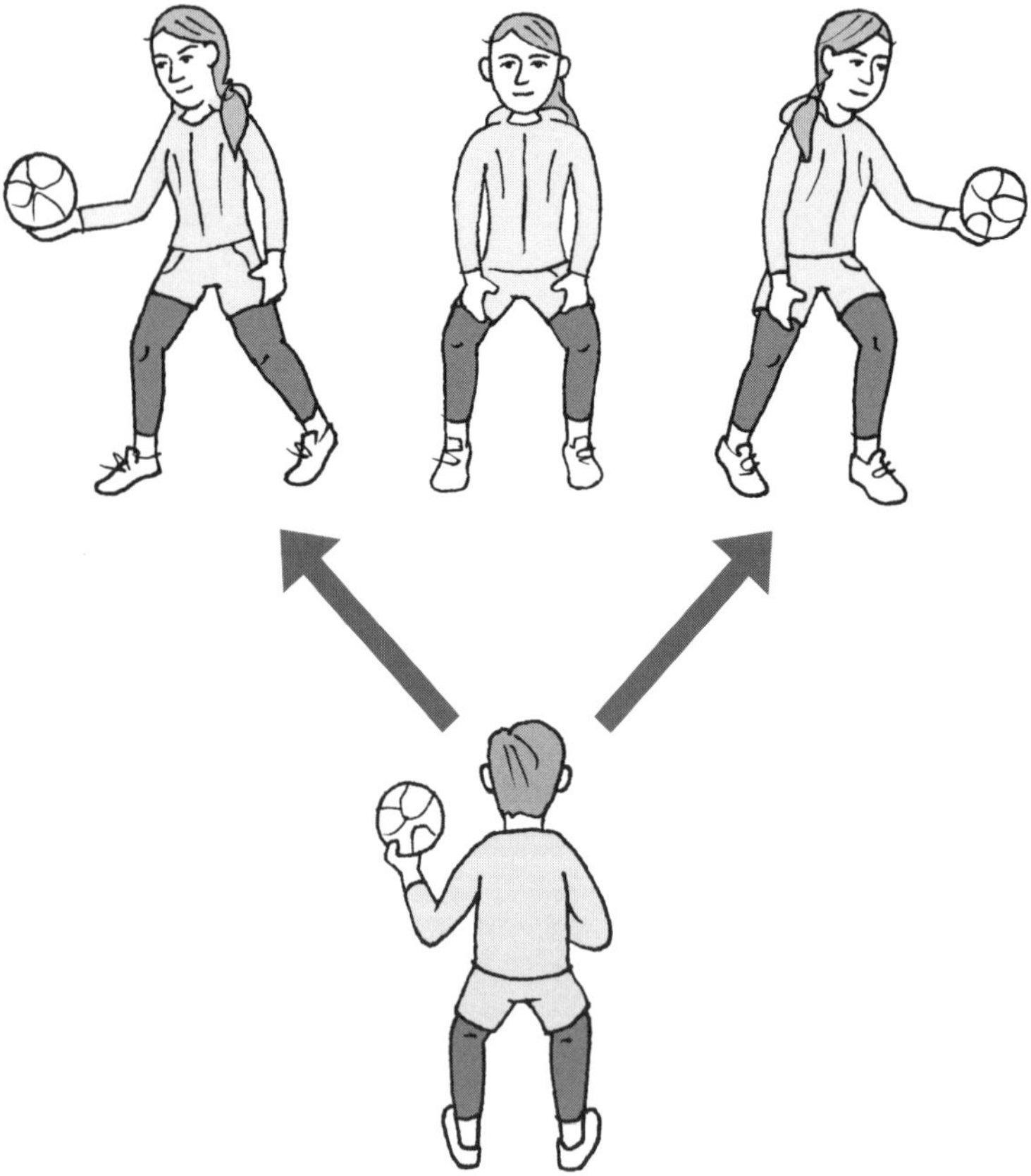

●相手はボールが身体を交差するのを混ぜる（右側から来たボールを左手で受け取り投げ返す）。
※テニス選手のロジャー・フェデラーは類似のトレーニングを実践している。

おすすめ強度

軽度から中等度（50－60％）

「私から教えられることは――」ルイーザが言った。「すべてみなさんに教えたわ」
あとは自分がやれることをやるだけだ。俺は改めて、彼女が教えてくれたさまざまなエクササイズを思い出してみた。

【「やる気を出す」エクササイズ】ステップ・ワークアウト・バリエーション（39ページ）
【「集中力を高める」エクササイズ】ショートインターバル・スイッチ（65ページ）
【「忍耐力を高める」エクササイズ】エスカレーション（83ページ）
【「脳の疲れを取る」エクササイズ】ブレイン・レスティング（103ページ）
【「遂行機能を高める」エクササイズ】MIIT（132ページ）
【「俯瞰力を高める」エクササイズ】バード・アイ・エクササイズ（161ページ）
【「気分を改善する」エクササイズ】マインドフル・エアロビ（189ページ）
【「脳の柔軟性・瞬発力を高める」エクササイズ】デュアル・コンプレックス・エクササ

イズ（213ページ）

このそれぞれが、いまの俺をつくり上げてくれた。以前だったら「もうだめだ」と諦めていたところでも頑張りきれる。やる気・集中力・忍耐力がなかったころの自分が懐かしいくらいだ。そのせいでバカな失敗もたくさんやらかしてきたし、計り知れない代償も引き受けることになった。家族に会えない日々がはじまってから、2年近くが経とうとしている。娘の美鈴は誕生日を迎えてもう、8歳になっているはずだ。

・・・・

いよいよ、社内コンペの当日になった。「テレワーク」懸賞にエントリーするアイデアを持ち寄ったのは、俺たちのチームと新島のチームを含め、全部で5チームあった。プレゼンの順序は、新島たちが3番手、俺たちは最後ということになった。

俺たちは不思議な自信に包まれていた。この2カ月、仕事とトレーニングの合間を縫って、何度も打ち合わせを重ねてきた。「運動」を切り口にした「テレワーク」を実現できないかという点では、みんなの意見が一致しており、その後、かなり早い段階でブレークスルーポイントとなる案を出したのは俺だった。あれほどブレーン・ストーミングが苦手だった俺が、打ち合わせをしている最中に、あんなアイデアを出せるなんて信じられなかった。

そこからは急転直下。アイデアを形にするためのプランを立て、見事に分担・連携をしながらプレゼン資料を組み立てていった。

「やっぱり、私の思ったとおり。タクマさんはリーダー向きですね」

プロジェクトの途中に三原から言われた言葉がいまでも忘れられない。俺がリーダーに向いているのかはわからないが、セキュリティシステムのときに比べれば、このチームではそれぞれのメンバーが持てる能力を見事に発揮している。それだけは間違いなかった。何より、三原がデータ分析やロジックの構成で手を貸してくれたおかげで、最高のプランが出来上がったという手応えがある。


各チームのメンバーが集まった会議室に五利社長がやってくると、いよいよ社内プレゼンが始まった。最初の2チームのプレゼンが終わると、俺たちは思わず互いに顔を見合わせた。どちらもそつなくまとまったアイデアではあるものの、明らかに自分たちのプランのほうが優れていると感じたからだ。「これはひょっとすると、ひょっとするぞ……」という空気が、メンバーたちのあいだに流れていた。

そんななか、いよいよ新島チームの順番になった。プレゼンターは新島本人だ。

「それでは、よろしくお願いします」といつもながら鼻につく態度でお辞儀をすると、前方のスクリーンに「働きながらエクササイズ」という文字が大写しになった。

「！！！！！…………………」

俺たちのチームに衝撃が走った。隣に座る三原は、驚きと怒りが混じったような表情をこちらに向けている。ほかのメンバーも真っ青な顔をしており、何も言えないでいた。それは俺も一緒だった。

なぜなら……やつのプランは、俺たちが考えたものとそっくりだったからだ。さらにいまいましいことに、新島のチームのスライドのほうがデザイン的にも洗練されており、高尚なアイデアを語っているように見える。「まさか新島がアイデアを盗んだ……？　それともただの偶然……？」頭のなかにさまざまな考えが浮かんでは消え、何も考えられなくなる。「どうすればいい？　いますぐ立ち上がって抗議すべきだろうか？」動悸が激しくなる——。

「おい、タクマ！　清水琢磨!!」ゴリの声が聞こえて、ハッとなる。「どうした？　お前たちのチームの番だぞ」

パニックになっているうちに、いつのまにかプレゼンの順番が回ってきていた。俺は急いで前に出ると、いったん呼吸へ注意を向け、心を整えた。予定どおりにいくしかない。

「机にしがみついたままの働き方は、健康を著しく害することがわかっています。その意味でオフィスに縛られない『テレワーク』は、私たちの健康にとっても、歓迎すべき働き方だと言えるでしょう。では……どこで仕事をするのがいいのでしょう？　自宅か、レンタルオフィスか、カフェか？　われわれのは、運動をする場所で仕事も行う『働きながらエクササイズ』を提案します」

「働きながらエクササイズ」のキーワードを言った瞬間、会場は一気にざわついた。俺はかまわずプレゼンを続けたが、会場のざわつきは収まるどころか、ますますひどくなっていく。「そっくり」とか「パクリじゃないか」というような声も、ところどころから聞こえてくる。しびれを切らしたゴリが割って入った。

「おい、ちょっと待て！　これは、新島たちの案と一緒じゃないか。どういうことなんだよ？」

ゴリからの単刀直入な質問に言葉を失っていると、新島がすかさず口を挟んできた。

「社長がおっしゃるとおり。たしかに偶然にしては似すぎていますね。ここまで合致するとは考えにくい……」

その場にいる人間たちは、新島が言おうとしていることを瞬時に理解した。つまり、やつが言いたいのは、「俺たちが新島のアイデアを盗んだ」ということだ。ゴリはこちらに向き直って、訝しげな表情をしている。

「おい、タクマたちは、どうなんだ？」

明らかに疑われている。しかし、ここでまた新島の思う壺にハマるわけにはいかない。俺たちがアイデアを盗んだわけじゃないことは、俺たち自身が誰よりもよくわかっている。俺は必死で答えた。

「新島の言うとおり、ここまでの俺たちの資料は、新島チームのものとそっくりです。デザインこそ違っていますが、ところどころに、同じ表現の言葉すらあるのは、どう考えてもおかしい」

なんとも言えない空気がその場に流れた。「盗んだ」といった言葉が頭のなかに浮かんでいるが、誰もが恐ろしくてそれを口にできない。その言葉を言った途端、この会社のなかに「泥棒」がいるという事実が出来上がってしまうかのようだった。そして、俺たちがより疑われていることは想像できた。

「社長、アクセスログを調べればいいんじゃないでしょうか？」

張り詰めた沈黙を破ったのは、マイペースさでは社内の誰にも引けをとらない男、伊予だった。ログというのは、システム内のファイルへのアクセスの履歴だ。いつ、誰が、何にアクセスし、どんな作業をしたのかが記録されている。どちらかのファイルにどちらかが侵入したログが見つかれば、当然疑いは濃厚になるというわけだ。

「バカやろう！　そんなことできるか。いったい、どっちが本物なんだよ？」

やはりゴリは、根は義理と人情を重んじる男だ。自分の会社で犯人探しのようなことをしたくないのだろう。しかし、もはや背に腹は替えられない。

「社長、俺たちはかまいません！　これは俺たち6人が、自ら必死で考えたビジネスプランだと自信を持って言えます。ぜひ、アクセスログを調べてください」

俺はゴリの目を見ながら、はっきりと言った。

「私たちもかまいませんよ。ぜひお調べください。これは誰がなんと言おうと、われわれのチームが立案したものです。どちらのアイデアが洗練されていて、本物らしいかは、あえて言うまでもないと思いますが」

涼しい顔で言ったのは新島だった。たしかに新島たちのスライドのほうが、明らかに見栄えはいい。ビジネスプランなんて考えたこともない俺たちが、見よう見まねでつくった資料とはわけが違う。

結局、このままでは水掛け論だということになり、履歴管理に詳しい野村という社員がその場に呼び出された。彼は社長のすぐ横に座り、けたたましくキーを叩きながらアクセスログをたどっていく。会議室は耳が痛くなるほどシンと静まり返っており、キーを叩く音だけが響き渡っていた。その沈黙のまま、時間だけが過ぎていく。新島は「それ見たことか」と言わんばかりの余裕の表情を崩そうとしない。

と、ログをたどっていた野村の手が止まった。

「あ……アクセスした履歴が……ありました」

声が少し震えている。思わず新島のほうを見ると、やつは見えない矢に射られたかのようにのけぞった。

「誰から誰へのアクセスだ⁉」社長が問う。

「に……新島さんの端末から、タクマさんの端末のフォルダにアクセスした履歴がありました。一月半前に、新島さんのコンピュータが、タクマさんの『テレワーク案』というドキュメントをダウンロードしています……」

野村が怯えるように言うと、一同騒然となった。

「い、いや、それはあり得ませんよ！」見たこともないくらい動揺した新島が割って入る。「それに一月半も前だなんて。そもそも、うちのシステムでは、3週間までしかアクセスログを保存していないはず。何かの間違いですよ。そうだ、これはきっと誰かが私たちをはめようとして……」

新島の目は泳いでいた。誰一人として助け舟を出そうとせず、事の次第をじっと見守っている。五利社長が静かに口を開いた。

「タクマ、こりゃいったいどういうことなんだ？　説明してくれ」

「ログが示すとおりかと思います。ただ、一点、新島に事実誤認がありますね。じつは、例のセキュリティシステムを修復した際、我々はアクセスログの保存期間を3週間から2カ月に変更しておきました。わが社もこれと同じシステムを使っているわけですが……彼は当時のシステムチェックの作業を俺たちに丸投げしていたので、セキュリティ管理部門長でありながら、その事実を知らずにいたんでしょうね」

もちろん、このログが真実を100％暴くわけではない。新島以外の人物が彼の端末を使ったとも考えられるし、ひょっとしたら社外からのハッキングを受けた可能性もゼロではない。しかし、ここまで両者の資料が似通っている以上、新島が犯人だというのは、誰の目にも明らかだった。もはや言い逃れできないと踏んだのか、あの多弁な新島も唇を噛んでうつむいている。

「それにじつは……」俺は再び静寂を破った。「われわれの『テレワーク案』には続きがあるんです」

俺は手元のPCを操作した。このスライドファイルには、パスワードで解除しないと見られないスライドがいくつかある。パスワードを入力すると、会議室のスクリーンに大きく単語が表示される。

「エクサワーク（EXERWORK）」

これは「エクササイズ」と「ワーク」を結びつけた、俺たちのアイデアの最もシンプルなコンセプトワードだった。俺はそのままプレゼンを続ける。俺たちのスライドは、新島らが示した単なるアウトラインを超えて、それを実現するためのマーケティング施策やシステム構築までをカバーしている。

さらには、すでにいくつかのフィットネスジムとの提携交渉に入っており、ジム内で運動をしながら仕事ができるような環境のプロトタイプを示すこともした。運動と仕事が融合した、新しい働き方がそこには描かれていた。

俺がプレゼンを終えた瞬間、会場には盛大な拍手が沸き起こった。もはや、アイデアの主が誰だったのかは、アクセスログがなくても自明だった。

・・・・・

翌日、リブラ・ネットワーキングの「テレワーク」アイデア公募には、俺たちのチームが提案した「エクサワーク」が社の代表アイデアとしてエントリーされることが発表された。社内コンペの直後にゴリに呼び出されていた新島の降格人事が発表されたのは、それから数日後のことだった。

かつて新島が俺に押しつけたアクセス権に不備のあるセキュリティシステム。それゆえに延長されたアクセスログ期間が、新島にとっては命取りになった。結果、墓穴を掘ることになったのだ。

「それにしてもタクマ、よくもまあ、新島がファイルを盗むだろうってわかったな。先回りして、パスワードをかけておくなんて感心したぜ」

呑気そうな声で言う日暮に、俺は手を振った。

「いやいや、さすがにそれはない。システムのログ保存期間を延ばしたのは、あのときたまたま三原さんがセキュリティ向上のために勧めてくれたからだ。ファイルにパスワードをかけたのは、正直、ひょっとしたらというのはあった。でも、ちょっとした遊び心ってところが大きかったよ。そのほうが『俺たちだけのアイデア』って感じがして、カッコいいなと思ってたんだよ」

「な、なんだ〜。そんなことだったのかよ！」俺の言葉に日暮がずっこけている。「あのとき社長に毅然と対応しているお前を見て、『セキュリティシステムのときとは全然違う、こいつ変わったな……』って感心してたんだ。でも……やっぱりタクマは、タクマだな。なんかちょっと安心したよ」

「おい、日暮。それ、どういう意味だ？」

そう言いながら、俺たちは互いに笑い合った。

EPILOGUE

スローモーションの世界で

いよいよ木更津トライアスロンレースの日――。世界選手権への切符をつかむには、このレースで結果を出すしかない。前日には日暮、伊予としばし話し込んだ。

「こうなったら、俺たちの誰か一人でもいいから、世界選手権に行こうぜ」

以前いた会社がメディア5に吸収され、虐げられた日陰社員の日々。地面にへたり込むまで追い込んだ数々のトレーニング。こいつら2人がいてくれたから、俺は乗り越えてこられた。そう思うと、胸の奥がじんわりとなる。


「プアーン」


早朝、スタートを告げる音とともに、出場選手たちは一斉に砂浜を駆け出した。気温は25度。厳しい練習を積み重ねてきたトライアスリートたちが、次々と海へと飛び込んだ。ピーターもそこにいる。

まずはほかの選手とのポジション争い。この「肉弾戦」で気合負けしたら終わりだ。前を泳ぐ誰かのバタ足が俺の顔面に炸裂した。一瞬、頭が真っ白になり、危うく溺れそうになる。気がつくとゴーグルがなくなっており、海水で目を開けていられない。

だが、戸惑っている余裕はなかった。次々と後続の選手たちが身体にのしかかってくる。そのまま押しつぶされ、しばらくはほとんど水上に上がれない。ようやく嵐が通りすぎたが、ゴーグルなしの不利な泳ぎに変わりはなかった。「落ちつけ、落ちつくんだ。逆境でこそ、より高いパフォーマンスは発揮される」そう自分に言い聞かせ、泳ぎのペースを取り戻していく。

しかし、この出遅れは思いのほか大きなタイムロスにつながっていた。海から上がった時点で、トップとの差はすでに12分。日暮はもう次の種目である自転車に乗っている。「ここからよ！」ルイーザの声が聞こえる。俺のトラブルを知っているようだ。

遅れが取り戻せるだろうか？　焦らずにはいられない。いつも以上に体力を消耗してしまったし、目はまだヒリヒリしている。

自転車種目では40キロを走破する。もう最初から飛ばすしかなかった。先を行っていた選手たちを、次々と抜き去っていく。そうして10キロほど行ったところだっただろうか。真後ろまで近づいた自転車を追い抜くために少し右に膨れ、そこから一気に加速すると、追い越そうとした前の自転車もこちらに膨れてきた。「あっ」と思ったときにはもう遅かった。自転車同士が接触し、俺も向こうも激しく転倒する。

「またやってしまった！」と思ったが、幸い、どこにも大きな怪我はないようだった。相手にも声をかけ無事を確認する。「よし再スタートだ！」と立ち上がって唖然とした。俺の自転車のフレームがバックリと2つに折れていたのだ。

（ダメだ……終わった）

　そんな考えが鮮烈に頭をよぎった。うちのチームには、替えの自転車はない。自転車がなければレースを続けられない。最後の最後で、なんてザマだ……。うなだれて道に座り込んだ。

「タクマ！」数分経っただろうか、聞き慣れた声に顔を上げた。俺以上に水泳でもみくちゃにされ、自転車で追い上げを開始した伊予だった。

「これに乗れ！」

　俺の横まで来た伊予は、なぜか自分の自転車を差し出している。

「な、何言ってんだよ？　そんなことできるか」

「いいから！」

　伊予はゼッケンをすでに外していた。棄権するつもりだ。そして、サドルの高さを調節すると、再び自転車を俺にぐいと押しつけた。

「誰かが勝つのが俺たちのゴールだろ。いちばんチャンスがあるのはお前だ。俺の分も走ってくれ」

　伊予はそれだけ言い残すと、コースの外に出てしまった。こうなると、もはや俺に選択の余地はなかった。あの社交性のない伊予がこんなことをするなんて――。消えかけていた俺のスピリットに再び火がついた。「第2エンジン点火！」

もはやペース配分を考えている余裕などない。思い切りペダルを踏んで、次々と選手を抜き去っていく。

「トップとの差8分」しばらく先でルイーザのサインが見える。

トランジションエリアに着くと、ランへと急いだ。俺が最も得意とする種目だ。ふと気づくと、スタート時と比べて、かなり気温が上がってきていた。これは俺にとっての追い風だ。暑さに強い俺には、まだチャンスがあるかもしれない。

何度も何度も踏みしめてきたアスファルトの道を駆けていく。これまでの孤独な闘いから解放され、沿道からの声援が聞こえる。自転車で飛ばした分、いつにも増して脚に疲労が蓄積していた。呼吸は苦しく、痛みはすでに限界に近い。

「これから10キロを走り抜かなきゃならないのか……」

「さすがにこれは、最後までもたないかもしれない」

弱気な悪魔の声が響きはじめる。

「痛みは避けることができない。でも、つらさに屈するかどうかはオプションだ」

「痛みは内にある弱さの表れだ」

「もう負けるのはごめんだ！」

俺は心のなかでそう叫ぶ。いつかルイーザが教えてくれた「マントラ」。自らを奮い立たせる俺のマントラはこれだった。次第に弱い心が去っていき、再び力が湧いてくる。

やはり気温がかなり上がっているようだ。先を行っていた選手たちが、次々と速度を落としている。ランの4キロ地点を過ぎたあたりで、ようやく日暮に追いついた。ただでさえ走りが苦手な日暮も、この暑さでかなり体力を削られているようだ。

しかし、後ろから追いついた俺に気づくと、妙なことに日暮は急にスピードを上げはじめた。振り返りもせずに、ついて来いとばかりに手を振った。ペースを引っ張ってってくれる人がいると、ランはかなり有利になる。日暮は俺のペースメーカーになるべく、キロ3分30秒という見当はずれのハイペースで走りはじめた。

「おい、日暮、よせよ！　そんなに飛ばしたら、お前がつぶれちまう」

それでも日暮は聞こえないふりをし、ふだんからは考えられないペースで走りつづけた。途中、友近と工藤も追い抜いた。一緒に頑張ってきた同志たちは、口々に俺たちに託す言葉を投げてくれた。気づけば、残り4キロ地点。俺たちは上位5位に食い込んでいた。前を行くのは、トップを走るピーターと、あと2人の選手――。

「タクマ、日暮！」沿道から聞こえる声はゴリだ。「お前ら、最高だーーー！　まだまだいけるぞ!!」

と、その数分後、役目を終えたかのように日暮が失速した。無理なハイペースのせいで、力尽きたのだ。地面に崩れ落ちる姿が後ろに見えた。

「バカ、無理しやがって」こみ上げるものを堪えながら、俺はレースに徹した。あいつらのためにもここで終われない。

「第3エンジン点火！」

ここが勝負時だと踏んだ俺は、心のなかでそう叫ぶ。どこに残っていたのかというようなエネルギーが湧き出してきた。これまでのトレーニングで培った力だ。痛みになんか屈してられない。集中力が高まってくるのを感じながらも、俺の心はますます静まり、どこか遠くから自分を見下ろしているような感覚に襲われる。

「(気温はもう30度を超えている。さすがにトップ選手たちも減速してくるだろう。大丈夫だ。まだ可能性はある！)」

さらに1人を抜いた。3位だ。歓声が聞こえる。でも、さすがにもう限界だった。2位の選手は700メートル先で姿さえ見えない。必死に脚を動かそうとするが、もうスタミナが残っていない。

しかし、そこでコーナー手前にプラカードを持ったルイーザが目に入った。

「あなたの脳はアスリート脳！」そう読めた。彼女は叫ぶ。

「タクマ、あなたの脳はいま、とんでもなく強くなっているわ。自分を信じて！」

そうか、俺の脳は成長しているんだ。前帯状皮質が鍛えられているんだ。俺はできるんだ。その刹那、自然に心が叫んだ。

「第4エンジン点火！」

そこからはまるでスローモーションの世界だった。そのときの俺はキロ3分近いほぼスプリント状態で走っていたようだ。自分の中に、こんなエンジンが存在するとは知らなかった。コーナーを曲がるころには、なんと2位の選手が視界に入ってきた。すべてが信じられないくらい克明に知覚できる。追い抜いたときの彼の表情、息遣い、地面を蹴る音、全身で感じる風、周囲の一人ひとりの声援、ありとあらゆる情報が、高い解像度のまま脳に流れ込んでくる——。

しかし、彼もまた、並大抵の選手ではなかった。一瞬、呼吸が静かになったあと、急激にペースを上げて、再び俺を追い抜かす。ついていこうとするが、もはやダメだった。俺に訪れていた「ゾーン」状態は消えてしまったのだ。どんどん離されていく。もう脚が動かない。前のめりになり倒れそうになる。ぼんやりした頭のなかに、再び悪魔が囁《ささや》いた。

「タクマ、負けるのは慣れているだろ？」

「ここまでよくやったほうだよ」

「パパ！――」

耳を疑った。歓声のなかに、決して聞き違えることのない声。慌てて沿道を見渡すと、たしかにそこには娘の美鈴の姿があった。人ごみに揉まれながらも、懸命に声援を送っている。脇には浩一と里美もいた。なぜ、ここに……？　どうして？　俺を応援してくれているのか？

その後の自分はよく覚えていない。景色は再びスローモーションになり、俺は何かに突き動かされるように滑走した。再び2位に追いついたところで相手が失速し、俺はそのまま雪崩れ込むようにゴールした。倒れ込みそうになる俺を2人の係員が支えてくれる。

呼吸が自分のものとは思えない。どこか遠くで他人が呼吸しているようだ。放心状態のなかで1つだけ思い出せるのは、あのレジェンド、ピーターが歩み寄ってきて言った言葉。

「君のように限界を破るのが、本物のアスリートだ」

……

「よって、その功績を称え、ここに表彰する。メディア5代表取締役社長　五利達夫。おめでとう！」

代表して俺が賞状を受け取ると、俺たち6人に社員たちからの拍手が送られた。テレワーク懸賞公募は、俺たちが提案した「エクサワーク」がみごと最優秀賞を受賞した。会社のお荷物社員として扱われていた俺・日暮・伊予の3人にとって、これはメディア5に入社して以来、最高の経験だと言っても過言ではない。さすがに賞金1億円を「6人で山分け」というわけにはいかなかったが、会社からは後日、かなりの額の特別賞与が支払われた。

懸賞を企画したリブラ・ネットワーキングは、すでにメディア5とのオープンイノベーション・プロジェクトを立ち上げ、「エクサワーク」の実現に向けて200億円を投じると発表している。ここで追い風となったのが、俺たちトライアスロン実業団チームでの実績だった。レースの最後で俺が見せたデッドヒートの動画は、観客が勝手にYouTubeにアップしたところ、あっという間に100万回再生を突破し、大きな話題になったのだ。それがシリコンバレーにあるリブラ本社のCEOの目に留まり、とんとん拍子に共同事業化の話が進んだ。トライアスリートとしても有名なそのCEOが、俺の走りに感銘を受けたのだという。

こうしてメディア5は、キャピタル社の台頭を押し戻し、再び業界トップの地位を取り戻すに至った。五利社長はといえば、まさに「業界の風雲児」の面目躍如といったところだろうか。次なる事業展開に向けて、着々と準備を進めているところだ。その右腕として動き回っている新規事業部長が、いまの俺・清水琢磨だ。

俺の人生はすっかり変わった。あの木更津でのレースの日、家族との再会を演出してくれたのは、ルイーザに促された五利社長だった。

家族。すでに諦めかけていた、俺にとっていちばん大切なもの――。ゴールした俺のところに駆け寄った娘と息子、そして妻。涙を流して抱擁し合う俺たちを、少し離れたところからルイーザが微笑んで見ていた。

・・・・・

各国の旗が風になびいている。夢なのか現実なのか――。

観客席には、社長の大盤振る舞いで有休をもらったメディア5の一団が見えた。大きな社旗を振らされているのは——新島だ。日暮も伊予も友近も工藤もいる。もちろん美鈴も浩一も里美もいる。

そのなかに一人、俺の目が決して見失わない人物がいた。栗色の長い髪と蒼い目を持った美しい女性。その人、ルイーザは俺と同じ夢を胸に持っている。

「オン・ユア・マーク!」

スタートの号砲が鳴った。

巻末　中級者向けMIIT

家やジムなどオフィス以外でできる人、運動に慣れてきた人は、以下の方法を、同様に2〜3セット行うようにする（あいだに1分休み）。動画を見ながら試してみてください。

動画はこちら

セット

● **スクワット・キック・タッチ　Squat with kick/toe touch〈各15秒〉**

スクワットと前蹴りを交互に15秒、スクワットと手で反対のつま先にタッチするのを15秒。

● **ズンバステップ・バリエーション　Zumba step plus arm combo〈30秒〉**

ズンバのステップで左右に開脚しながら、両手を広く上げる。交互に行う。

●クンビア・ランジ　Cumbia lunge〈30秒〉
ランジ（前後に足を踏み出す動き）を浅めにしながらクンビア（南米コロンビアを発祥とする音楽）のリズム（腕、腰の動き）を加える。左右交互。

●クロススパイダー　Cross-spider Mountaining〈30秒〉
ハイプランク（肘を伸ばした状態で、手とつま先を床につけた姿勢）で膝を外へ屈曲、内へ屈曲を左右交互に。

●サイドプランク・サイクリング　Bicycle side plank〈右30秒〉
サイドプランクから下の足と上の手を引き寄せる。これを繰り返す（対側の足は立てたままを15秒、伸ばしてを15秒）。

●プランク歩き　High plank hand walk〈30秒〉
ハイプランクで、手を左右交互に前後移動する。

●サイドプランク・サイクリング　Bicycle side plank〈左30秒〉
右と同様。

●プランク・タッチ・ジャック　Plank touch and jack〈30秒〉
ハイプランクで左右の手で胸を交互にタッチする。そして小さくジャンプし足を開閉する。これを繰り返す。（余裕のある人は後半15秒は両者を同時に連続して行う）。

●膝つき腕立て　Push up on knees〈30秒〉
膝をついて腕立て。

●V字バリエーション　V shape variation〈30秒〉
仰臥位から足と頭を上げてV字、両腕を開くときに足は閉じ、両腕を閉じる（手を叩く）とき、両足を開く。これを繰り返す。

●ヨガ・プランク　Plank + Down dog〈30秒〉
ハイプランクと下を向いた犬のポーズ（ヨガ）を交互に繰り返す。

●プランク・ムーン　Plank moon〈30秒〉
ハイプランクから腕に1本ずつ足を引き寄せ立ち上がり、両腕を上に伸ばし上半身を前方へ、片方の足を後ろへ伸ばし3秒バランス。プランクへ（片足ずつ繰り返す）。

●背面腕立て　Tricep dips〈30秒〉

後手に手をつき膝を曲げてテーブルトップの姿勢から、腕を屈伸。

●タイチー・スライド　Taichi Slide〈30秒〉

ゆっくりとした動作で、左右の手足を交互に引き上げる。

●片足ブリッジ・バリエーション　Single leg bridge pops with hand clap〈各30秒〉

片足ブリッジでお尻を持ち上げ、床とお尻の間で手を叩く。

●リーチ・アウトと死んだ虫　Arm + Leg reach out〈30秒〉

膝を曲げ足を浮かせたクランチ仰臥位から、両手を太ももに置き、片足を伸ばすと同時に同じ側の腕を頭の上へ伸ばす。左右交互に15秒繰り返す。同じ位置から今度は対側の腕と足を伸ばすのを左右交互15秒ずつ。

● ジャックナイフとヒトデ　Jackknife + starfish〈30秒〉

ジャックナイフと両手両足を仰臥位で開いて閉じるを交互に繰り返す。

部位別入れ替え項目リスト

動画はこちら

鍛えたい部分をより効率的に鍛えるため、あるいは普段のエクササイズに変化をつけるための、入れ替え項目候補です。とくに男性は、徐々に強度を上げていくことが効果的です。動画を見ながら試してみてください。

臀部、足　Gluteus/legs items

● ドンキー・クランチ　Donkey kick with crunch〈各15秒〉

四つん這いのクランチで足を伸ばす際に後ろ上へ蹴り上げる。

腹筋、コア　Abs/core

● サイクリング・タッチ　Cycling abs with toe touch〈30秒〉

サイクリング腹筋をしながら対側の手でつま先を触れる。

●プランク・ヒップアップ　Forearm plank with hip lift〈30秒〉

うつ伏せになって、両肘・つま先を床につけて体を持ち上げ、お尻を上げて戻す。

●V字バリエーション　V Shape Arm Leg Stretch & Close〈30秒〉

足を曲げ胸のほうに引き寄せ、両手を前方に伸ばしたV字から、両腕（後方に）と足を、それぞれ大きくV字をするように伸ばす。これを繰り返す。

腕・上半身　Arms/upper body

●ヨガ腕立て伏せ　Yoga push up〈30秒〉

ヨガの下を向いた犬のポーズから、肩でプッシュアップを繰り返す。

●後手バリエーション　Arms to back then open/lift with dumbbells〈30秒〉

立位でダンベルを持ち、両腕を体の後ろへ伸ばし、左右に開く・後ろへ伸ばす。

おわりに

『脳を鍛えるには運動しかない！』（ジョンＪ・レイティ、エリック・ヘイガーマン著）という世界的にベストセラーになった書籍があります。脳と運動の関係について、私が長年感じていたこと、そして世の中に伝えたいと思っていたことが体系的にまとめられていて、非常に感銘を受けた一冊です。そのことを、日本語翻訳版を出しているＮＨＫ出版の方に話したことがきっかけで、帯文を書かせていただくことにもなりました。

そして本書は、『脳を鍛えるには運動しかない！』の実践編ともいえるものです。

トレーナーの私がなぜここまで「脳」にこだわっているのか？

それは長年アスリートの指導現場でそのことを痛感しているからです。

私の仕事はフィジカルトレーナーです。アスリートをはじめとするクライアントにウエイトトレーニングやストレッチなどを処方し、フィジカルを強化する専門職です。よく勘違いされるのですが、フィジカルトレーナーは治療家（鍼灸師や柔道整復師、理学療法士）ではありません。故障した箇所を修復させるのではなく、フィジカルを強化することによって競技成績を上げることが私たちの使命です。

フィジカルトレーナーとしていつも現場で不思議に感じていることがあります。

身体的特徴に若干違いはあるものの同じレベルの選手で、トレーニング内容もほぼ同じ。しかし、一方の選手は試合で毎回結果をしっかり出せるけど、もう一方の選手は毎回試合のときだけ結果が出せない。そんなことがしばしば起こります。もちろん100%結果を出せるメソッドなど存在しないので、確率の範囲内と言ってしまえばそれまでなのですが……。

私はその現象を「脳」の問題だと捉えています。少し前までは、「メンタル」の問題という表現をしていましたが、その言葉の使い方に最近は違和感を覚え、「脳」と表現するようにしています。

トレーニングを実施していく過程において、脳内でどのように整理されアジャストされていくのか？

一見似たようなメニュー構成でも、ちょっとした伝え方や構成の仕方で、今の脳の状態にあった内容に変化させることができる、その明確な方法が最新エビデンスに基づいて本書では説明されています。

スポーツをしていると、腕、脚などのパーツに意識が向きがちです。でも実は、その腕や脚の動きを司っているのは「脳」です。もしあなたがスポーツで結果を出せていない場合、その要因は「メンタル」の弱さではなく、「脳」の問題かもしれません。そのように視点を変えてみることで現状から脱出できる道筋が、この本には丁寧に示されています。

フィジカルトレーニングは筋肉を鍛えるものという考え方から、実のところ脳を鍛えているのだという意識をプラスして指導現場に立たないと、クライアントの求める最高の結果は出せません。私が今まで指導現場で感覚的に感じていたことを、本書は改めて科学的に示してくれました。世界一結果にこだわるトレーナーでいたいと思う私がおススメする珠玉の一冊です。

さあ、あとは皆さんが実践するのみです。スポーツだけではなく仕事のパフォーマンスアップにも大いに役立つでしょう。

中野ジェームズ修一

参考文献

EXERCISE 01

1 Northey, J. M., Cherbuin, N., Pumpa, K. L., Smee, D. J., & Rattray, B. (2018). Exercise interventions for cognitive function in adults older than 50: a systematic review with meta-analysis. *British Journal of Sports Medicine*, 52(3), 154-160.
Ludyga, S., Gerber, M., Pühse, U., Looser, V. N., & Kamijo, K. (2020). Systematic review and meta-analysis investigating moderators of long-term effects of exercise on cognition in healthy individuals. *Nature Human Behaviour*, 1-10.

2 脳の健康についていうと、運動は脳梗塞を10－20%、認知症を20－30%減らす。
Li, J., & Siegrist, J. (2012). Physical activity and risk of cardiovascular disease-a meta-analysis of prospective cohort studies. *International journal of environmental research and public health*, 9(2), 391-407.
Paillard, T. (2015). Preventive effects of regular physical exercise against cognitive decline and the risk of dementia with age advancement. *Sports medicine-open*, 1 (1), 20.

3 Muguruza, C., Redon, B., Fois, G. R., Hurel, I., Scocard, A., Nguyen, C., ... & Daniault, J. (2019). The motivation for exercise over palatable food is dictated by cannabinoid type-1 receptors. *JCI insight*, 4(5).

4 Sparling, P. B., Andrea Giuffrida, D. Piomelli, L. Rosskopf, and A. Dietrich (2003). “Exercise activates the endocannabinoid system.” *NeuroReport* 14, no. 17: 2209-2211.
Dietrich, A., & McDaniel, W. F. (2004). Endocannabinoids and exercise. *British journal of sports Medicine*, 38(5), 536-541.
アナンダミド、2-アラキドノイルグリセロールなどを指す。

5 YorkWilliams, S., Gust, C. J., Mueller, R., Cinnamon, L. B., Hutchison, K. E., Gillman, A. S., & Bryan, A. D. (2019). The New Runner’s High? Examining Relationships Between Cannabis Use and Exercise Behavior in States with Legalized Cannabis. *Frontiers in public health*, 7, 99.

6 https://www.richroll.com/

7 Coulson, J. C., McKenna, J., & Field, M. (2008). Exercising at work and self-reported work performance. *International Journal of Workplace Health Management*, 1(3), 176-197.

8 中野ジェームズ修一著、田畑尚吾監修『「医者に運動しなさい」と言われたら最初に読む本』日経BP、2018年。
Borg, G. (1970). Perceived exertion as an indicator of somatic stress. *Scandinavian*

Journal of Rehabilitation Medicine, 2(2), 92–98.

9 Knittle, K., Nurmi, J., Crutzen, R., Hankonen, N., Beattie, M., & Dombrowski, S. U. (2018). How can interventions increase motivation for physical activity? A systematic review and meta-analysis. *Health psychology review*, 12(3), 211-230.

10 Ludwig, R. M., Srivastava, S., & Berkman, E. T. (2019). Predicting Exercise With a Personality Facet: Planfulness and Goal Achievement. *Psychological science*.
目標を持ち、計画できる人は、運動により意欲的とわかっている。

11 Pisters, M. F., Veenhof, C., Schellevis, F. G., Twisk, J. W., Dekker, J., & De Bakker, D. H. (2010). Exercise adherence improving long-term patient outcome in patients with osteoarthritis of the hip and/or knee. *Arthritis care & research*, 62(8), 1087-1094.
オランダ人グループの5年にわたる変形性関節炎患者の研究で、自分で効果を感じることが運動する意欲につながると示されている。

12 Cohen, E. E., Ejsmond-Frey, R., Knight, N., & Dunbar, R. I. (2009). Rowers' high: behavioural synchrony is correlated with elevated pain thresholds. *Biology letters*, 6(1), 106-108.
集団でボートをこぐと、一人での場合と比べエンドルフィンが上昇し、痛み・疲労を感じにくくなる。

13 Ingledew, D. K., & Markland, D. (2008). The role of motives in exercise participation. *Psychology and Health*, 23(7), 807-828.
Ludwig, R. M., Srivastava, S., & Berkman, E. T. (2019). Predicting Exercise With a Personality Facet: Planfulness and Goal Achievement. *Psychological science*.

14 https://www.outsideonline.com/2399079/mantras-performance-fitness-success

15 Ajemian, R., D' Ausilio, A., Moorman, H., & Bizzi, E. (2010). Why professional athletes need a prolonged period of warm-up and other peculiarities of human motor learning. *Journal of motor behavior*, 42(6), 381-388.

16 Schonbrun, Z. (2018). *The performance cortex: How neuroscience is redefining athletic genius.* Penguin.

17 Nicolson, P. J., Bennell, K. L., Dobson, F. L., Van Ginckel, A., Holden, M. A., & Hinman, R. S. (2017). Interventions to increase adherence to therapeutic exercise in older adults with low back pain and/or hip/knee osteoarthritis: a systematic review and meta-analysis. *British Journal of Sports Medicine*, 51(10), 791-799.

18 Stadler, G., Oettingen, G., & Gollwitzer, P. M. (2008). Physical activity in women: Effects of a self-regulation intervention. *American journal of preventive medicine*, 36(1), 29-34.

EXERCISE 02

1 Mehta, J. P., Verber, M. D., Wieser, J. A., Schmit, B. D., & Schindler-Ivens, S. M. (2009). A novel technique for examining human brain activity associated with pedaling using fMRI. *Journal of neuroscience methods*, 179(2), 230-239.
Fontes, E. B., Okano, A. H., De Guio, F., Schabort, E. J., Min, L. L., Basset, F. A., ... & Noakes, T. D. (2015). Brain activity and perceived exertion during cycling exercise: an fMRI study. *British Journal of Sports Medicine*, 49(8), 556-560.

2 Schonbrun, Z. (2018). *The performance cortex: How neuroscience is redefining athletic genius.* Penguin.

3 Watson, A. H. (2006). What can studying musicians tell us about motor control of the hand?. *Journal of anatomy*, 208(4), 527-542.

4 McMorris, T. (Ed.). (2015). *Exercise-cognition interaction: Neuroscience perspectives.* Academic Press.

5 Tine, M. T., & Butler, A. G. (2012). Acute aerobic exercise impacts selective attention: an exceptional boost in lower-income children. *Educational Psychology*, 32(7), 821-834.
12分の運動で子どもの選択注意力(いろいろな情報の中から特定のものに注意を向ける。気が散らないことにつながる)が改善したとの報告もある。

6 Yanagisawa, H., Dan, I., Tsuzuki, D., Kato, M., Okamoto, M., Kyutoku, Y., & Soya, H. (2010). Acute moderate exercise elicits increased dorsolateral prefrontal activation and improves cognitive performance with Stroop test. *Neuroimage*, 50(4), 1702-1710.

7 Posner, M. I., Rothbart, M. K., & Rueda, M. R. (2014). Developing attention and self-regulation in childhood. *The Oxford handbook of attention.* Oxford University Press.

8 「切り替え」顕著性ネットワークには、背側前帯状皮質と前島が関係していて、注意集中力を担当する回路の一部である。

9 Ando, S., Kokubu, M., Yamada, Y., & Kimura, M. (2011). Does cerebral oxygenation affect cognitive function during exercise?. *European journal of applied physiology*, 111(9), 1973-1982.
Lucas, S. J., Ainslie, P. N., Murrell, C. J., Thomas, K. N., Franz, E. A., & Cotter, J. D. (2012). Effect of age on exercise-induced alterations in cognitive executive function: relationship to cerebral perfusion. *Experimental gerontology*, 47(8), 541-551.
Ogoh, S., Tsukamoto, H., Hirasawa, A., Hasegawa, H., Hirose, N., & Hashimoto, T.

(2014). The effect of changes in cerebral blood flow on cognitive function during exercise. *Physiological reports*, 2(9).

10 Van Praag, H., Shubert, T., Zhao, C., & Gage, F. H. (2005). Exercise enhances learning and hippocampal neurogenesis in aged mice. *Journal of Neuroscience*, 25(38), 8680-8685.

11 Gomez-Pinilla, F., Vaynman, S., & Ying, Z. (2008). Brain-derived neurotrophic factor functions as a metabotrophin to mediate the effects of exercise on cognition. *European Journal of Neuroscience*, 28(11), 2278-2287.

12 Aimone, J. B., Li, Y., Lee, S. W., Clemenson, G. D., Deng, W., & Gage, F. H. (2014). Regulation and function of adult neurogenesis: from genes to cognition. *Physiological reviews*, 94(4), 991-1026.

13 Szuhany, K. L., Bugatti, M., & Otto, M. W. (2015). A meta-analytic review of the effects of exercise on brain-derived neurotrophic factor. *Journal of psychiatric research*, 60, 56-64.

14 Rasmussen, P., Brassard, P., Adser, H., Pedersen, M. V., Leick, L., Hart, E., ... & Pilegaard, H. (2009). Evidence for a release of brain-derived neurotrophic factor from the brain during exercise. *Experimental physiology*, 94(10), 1062-1069.

15 Håkansson, K., Ledreux, A., Daffner, K., Terjestam, Y., Bergman, P., Carlsson, R., ... & Mohammed, A. K. H. (2017). BDNF responses in healthy older persons to 35 minutes of physical exercise, cognitive training, and mindfulness: associations with working memory function. *Journal of Alzheimer's Disease*, 55(2), 645-657.

16 Firth, J., Stubbs, B., Vancampfort, D., Schuch, F., Lagopoulos, J., Rosenbaum, S., & Ward, P. B. (2018). Effect of aerobic exercise on hippocampal volume in humans: a systematic review and meta-analysis. *Neuroimage*, 166, 230-238.

17 Aguiar Jr, A. S., Bristot, V., Alves, A., Cardoso, L., & Scheffer, D. (2019). The role of PGC-1α /UCP2 signaling in the beneficial effects of physical exercise on the brain. *Frontiers in neuroscience*, 13, 292.

Xu, B. (2013). BDNF (I) rising from exercise. *Cell metabolism*, 18(5), 612-614.

Wrann, C. D., White, J. P., Salogiannnis, J., Laznik-Bogoslavski, D., Wu, J., Ma, D., ... & Spiegelman, B. M. (2013). Exercise induces hippocampal BDNF through a PGC-1α /FNDC5 pathway. *Cell metabolism*, 18(5), 649-659.

18 Hariprasad, V. R., Varambally, S., Shivakumar, V., Kalmady, S. V., Venkatasubramanian, G., & Gangadhar, B. N. (2013). Yoga increases the volume of the hippocampus in elderly subjects. *Indian journal of psychiatry*, 55(Suppl 3), S394-S396.

Colcombe, S. J., Erickson, K. I., Scalf, P. E., Kim, J. S., Prakash, R., McAuley, E., ... &

Kramer, A. F. (2006). Aerobic exercise training increases brain volume in aging humans. *The Journals of Gerontology Series A: Biological Sciences and Medical Sciences*, 61(11), 1166-1170.
Kandola, A., Hendrikse, J., Lucassen, P. J., & Yücel, M. (2016). Aerobic exercise as a tool to improve hippocampal plasticity and function in humans: practical implications for mental health treatment. *Frontiers in human neuroscience*, 10, 373.

19 Afzalpour, M. E., Chadorneshin, H. T., Foadoddini, M., & Eivari, H. A. (2015). Comparing interval and continuous exercise training regimens on neurotrophic factors in rat brain. *Physiology & behavior*, 147, 78-83.

20 Dinoff, A., Herrmann, N., Swardfager, W., Liu, C. S., Sherman, C., Chan, S., & Lanctôt, K. L. (2016). The effect of exercise training on resting concentrations of peripheral brain-derived neurotrophic factor (BDNF): a meta-analysis. *PLoS One*, 11(9).

EXERCISE 03

1 Pageaux, B., Lepers, R., Dietz, K. C., & Marcora, S. M. (2014). Response inhibition impairs subsequent self-paced endurance performance. *European Journal of Applied Physiology*, 114(5), 1095-1105.

2 Martin, K., Staiano, W., Menaspà, P., Hennessey, T., Marcora, S., Keegan, R., ... & Rattray, B. (2016). Superior inhibitory control and resistance to mental fatigue in professional road cyclists. *PloS one*, 11(7).

3 Amann, M., Proctor, L. T., Sebranek, J. J., Pegelow, D. F., & Dempsey, J. A. (2009). Opioid-mediated muscle afferents inhibit central motor drive and limit peripheral muscle fatigue development in humans. *The Journal of physiology*, 587(1), 271-283.
Van Cutsem, J., Marcora, S., De Pauw, K., Bailey, S., Meeusen, R., & Roelands, B. (2017). The effects of mental fatigue on physical performance: a systematic review. *Sports medicine*, 47(8), 1569-1588.
サッカー：Smith, M. R., Thompson, C., Marcora, S. M., Skorski, S., Meyer, T., & Coutts, A. J. (2018). Mental fatigue and soccer: Current knowledge and future directions. *Sports Medicine*, 48(7), 1525-1532.
水泳：Penna, E. M., Filho, E., Wanner, S. P., Campos, B. T., Quinan, G. R., Mendes, T. T., ... & Prado, L. S. (2018). Mental fatigue impairs physical performance in young swimmers. *Pediatric exercise science*, 30(2), 208-215.

卓球：Le Mansec, Y., Pageaux, B., Nordez, A., Dorel, S., & Jubeau, M. (2018). Mental fatigue alters the speed and the accuracy of the ball in table tennis. *Journal of sports sciences*, 36(23), 2751-2759.
自転車：Salam, H., Marcora, S. M., & Hopker, J. G. (2018). The effect of mental fatigue on critical power during cycling exercise. *European journal of applied physiology*, 118(1), 85-92.
Pageaux, B., & Lepers, R. (2018). The effects of mental fatigue on sport-related performance. *Progress in Brain Research,* 240, 291-315.
「もうがんばれない」と感じるときも筋肉はまだ余力がある。脳がブレーキをかけているだけで、いわゆる「火事場のバカ力」が残っていることは、科学的にもわかっている。

4 Eisenberger, N. I., & Lieberman, M. D. (2004). Why rejection hurts: a common neural alarm system for physical and social pain. *Trends in cognitive sciences*, 8 (7), 294-300.

5 Paulus, M. P., Flagan, T., Simmons, A. N., Gillis, K., Kotturi, S., Thom, N., ... & Swain, J. L. (2012). Subjecting elite athletes to inspiratory breathing load reveals behavioral and neural signatures of optimal performers in extreme environments. *PloS one*, 7(1).

6 https://www.passionparadoxbook.com/single-post/2019/09/17/Performance-Lessons-From-The-Wild-World-of-Elite-Chess?_twitter_impression=true

7 http://citiusmag.com/eliud-kipchoge-quotes-oxford-speech/
"Make discipline your lifestyle. Discipline is not a one-time event. Self-discipline is like building your muscle. It's like going to the gym. Only the disciplined ones are free in life"

8 Moffitt, T. E., Arseneault, L., Belsky, D., Dickson, N., Hancox, R. J., Harrington, H., ... & Sears, M. R. (2011). A gradient of childhood self-control predicts health, wealth, and public safety. *Proceedings of the National Academy of Sciences*, 108(7), 2693-2698.
1000人の子どもを32歳まで追跡した研究で、自制心のない子どもは不健康で、ドラッグ、貧困、犯罪、離婚などのリスクが高かった。
Fitzgerald, M. (2011). *Iron war: Dave Scott, Mark Allen, and the greatest race ever run.* VeloPress.

9 Oaten, M., & Cheng, K. (2006). Longitudinal gains in self-regulation from regular physical exercise. *British journal of health psychology*, 11(4), 717-733.
運動はアルコールやタバコを減らし、衝動買い、感情のコントロールを改善する。

Cerrillo-Urbina, A. J., García-Hermoso, A., Sánchez-López, M., Pardo-Guijarro, M.

J., Santos Gómez, J. L., & Martínez-Vizcaíno, V. (2015). The effects of physical exercise in children with attention deficit hyperactivity disorder: A systematic review and meta-analysis of randomized control trials. *Child: care, health and development*, 41(6), 779-788.
衝動的な子どもたちが有酸素運動で改善したというメタ解析。
10 https://riceinfo.rice.edu/~jenky/sports/hr.html
11 Saw, A. E., Main, L. C., & Gastin, P. B. (2016). Monitoring the athlete training response: subjective self-reported measures trump commonly used objective measures: a systematic review. *British Journal of Sports Medicine*, 50(5), 281-291.

EXERCISE 04

1 Salim, S. (2017). Oxidative stress and the central nervous system. *Journal of Pharmacology and Experimental Therapeutics*, 360(1), 201-205.
2 Proschinger, S., & Freese, J. (2019). Neuroimmunological and neuroenergetic aspects in exercise-induced fatigue. Exercise immunology review, 25.
McMorris, T., Barwood, M., & Corbett, J. (2018). *Central fatigue theory and* endurance exercise: toward an interoceptive model. Neuroscience & *Biobehavioral Reviews*, 93, 93-107.　前島が身体からの情報を、前帯状皮質、腹内側前頭前野、外側前頭前野へ送り、外側前頭前野が最終的に運動を続けるか判断するという脳疲労のメカニズムの推測もある。
3 Roque, F. R., Briones, A. M., García-Redondo, A. B., Galán, M., Martínez-Revelles, S., Avendaño, M. S., ... & Salaices, M. (2013). Aerobic exercise reduces oxidative stress and improves vascular changes of small mesenteric and coronary arteries in hypertension. *British journal of pharmacology*, 168(3), 686-703.
4 Lee, J. S., Kim, H. G., Lee, D. S., & Son, C. G. (2018). Oxidative Stress is a Convincing Contributor to Idiopathic Chronic Fatigue. *Scientific reports*, 8(1), 12890.
5 Dupuy, O., Douzi, W., Theurot, D., Bosquet, L., & Dugué, B. (2018). An evidence-based approach for choosing post-exercise recovery techniques to reduce markers of muscle damage, soreness, fatigue, and inflammation: a systematic review with meta-analysis. *Frontiers in physiology*, 9, 403.
6 Monedero, J., & Donne, B. (2000). Effect of recovery interventions on lactate removal and subsequent performance. *International journal of sports medicine*, 21(08), 593-597.
7 Lee, J., Han, M., Chung, Y., Kim, J., & Choi, J. (2011). Effects of foot reflexology on fatigue, sleep and pain: a systematic review and meta-analysis. *Journal of Korean*

Academy of Nursing, 41(6), 821-833.
Lim, J. H., Kim, H., Jeon, C., & Cho, S. (2018). The effects on mental fatigue and the cognitive function of mechanical massage and binaural beats (brain massage) provided by massage chairs. *Complementary therapies in clinical practice*, 32, 32-38.

8 Leelarungrayub, D., Khansuwan, R., Pothongsunun, P., & Klaphajone, J. (2011). N-acetylcysteine supplementation controls total antioxidant capacity, creatine kinase, lactate, and tumor necrotic factor-alpha against oxidative stress induced by graded exercise in sedentary men. *Oxidative medicine and cellular longevity*, 2011.

9 Wagner, K. H., Reichhold, S., Hölzl, C., Knasmüller, S., Nics, L., Meisel, M., & Neubauer, O. (2010). Well-trained, healthy triathletes experience no adverse health risks regarding oxidative stress and DNA damage by participating in an ultra-endurance event. *Toxicology*, 278(2), 211-216.

10 Brooks, G. A. (2009). Cell–cell and intracellular lactate shuttles. *The Journal of physiology*, 587(23), 5591-5600.

11 Morales-Alamo, D., Losa-Reyna, J., Torres-Peralta, R., Martin-Rincon, M., Perez-Valera, M., Curtelin, D., ... & Calbet, J. A. (2015). What limits performance during whole-body incremental exercise to exhaustion in humans?. *The Journal of physiology*, 593(20), 4631-4648.

12 Dienel, G. A. (2012). Brain lactate metabolism: the discoveries and the controversies. *Journal of Cerebral Blood Flow & Metabolism*, 32(7), 1107-1138.

13 Pageaux, B., Lepers, R., Dietz, K. C., & Marcora, S. M. (2014). Response inhibition impairs subsequent self-paced endurance performance. *European Journal of Applied Physiology*, 114(5), 1095-1105.
https://www.outsideonline.com/2324771/heres-why-tired-brain-slows-you-down-mental-fatigue
Martin, K., Meeusen, R., Thompson, K. G., Keegan, R., & Rattray, B. (2018). Mental fatigue impairs endurance performance: a physiological explanation. *Sports Medicine*, 48(9), 2041-2051.
Pageaux, B., & Lepers, R. (2016). Fatigue induced by physical and mental exertion increases perception of effort and impairs subsequent endurance performance. *Frontiers in physiology*, 7, 587.

14 Pageaux, B., & Lepers, R. (2016). Fatigue induced by physical and mental exertion increases perception of effort and impairs subsequent endurance performance. *Frontiers in physiology*, 7, 587.

15 Lovatt, D., Xu, Q., Liu, W., Takano, T., Smith, N. A., Schnermann, J., et al. (2012). Neuronal adenosine release, and not astrocytic ATP release, mediates feedback inhibition of excitatory activity. *Proceeding of the National Academy of Sciences*. U.S.A. 109, 6265–6270. https://www.outsideonline.com/2324771/heres-why-tired-brain-slows-you-down-mental-fatigue

16 Proschinger, S., & Freese, J. (2019). Neuroimmunological and neuroenergetic aspects in exercise-induced fatigue. *Exercise immunology review*, 25.

17 https://www.espn.com/nba/story//id/27767289/dirty-little-secret-everybody-knows-about
多くのトップアスリートは長い睡眠をことのほか大事にしている。全米プロバスケットボール協会（NBA）の選手は、シーズンに入るとテストステロン（男性ホルモン）が64%落ち、怪我のリスクが上がる。半年のシーズン中に何万キロも移動することによる睡眠不足が、その原因と推測されている。レブロン・ジェームスは、就寝前に30分スマホを切り、室温を20〜21度にし、雨が葉っぱに落ちるサウンドを聴きながら眠りに落ちる工夫をしている。テニスのロジャー・フェデラーの睡眠時間は12時間とも言われる。ジャマイカの元陸上競技短距離選手ウサイン・ボルトは、世界記録を出したレースの小1時間前には眠っていたと言われる。ノンレム睡眠（脳が休んでいる睡眠ステージ）のなかでも、いちばん深い睡眠（徐波睡眠）が回復のカギという。

18 Davis, J. M., Zhao, Z., Stock, H. S., Mehl, K. A., Buggy, J., & Hand, G. A. (2003). Central nervous system effects of caffeine and adenosine on fatigue. *American Journal of Physiology-Regulatory, Integrative and Comparative Physiology*, 284 (2), R399-R404.

19 Pageaux, B., & Lepers, R. (2018). The effects of mental fatigue on sport-related performance. *Progress in brain research*, 240, 291-315.
スポーツ選手も疲労が溜まるとプレーのミスが増え、サッカーのパスやゲーム判断もうまくいかなくなり、手と目のコーディネーションが悪くなる。

20 https://www.outsideonline.com/2324771/heres-why-tired-brain-slows-you-down-mental-fatigue

21 Wang, C., Trongnetrpunya, A., Samuel, I. B. H., Ding, M., & Kluger, B. M. (2016). Compensatory neural activity in response to cognitive fatigue. *The Journal of neuroscience*, 36(14), 3919-3924.

22 Cohen, E. E., Ejsmond-Frey, R., Knight, N., & Dunbar, R. I. (2009). Rowers' high: behavioural synchrony is correlated with elevated pain thresholds. *Biology letters*, 6(1), 106-108.

23 一般の方はエクササイズ後2日間は休みを取り、軽い有酸素運動やストレッチ、水

分補給を心がけるといい。これを「72時間ルール」という。プロのランナーも、心拍数を基準に軽く走ったりする。
https://www.runnersworld.com/training/a28468298/molly-huddle-tips-for-recovery/
10キロとハーフ・マラソンのアメリカ記録を持つオリンピアン、モリー・ハドルも、メンタルの疲れを取る工夫をしている。ウォームアップを意識したり、トレーニング量についてはフレキシブルにする。休みを10〜12日おきに入れ、ローラーでほぐしたり、循環をよくするコンプレッサーを使ったり、補給食を工夫している。自身のスポンサーのPolarのスマートウォッチには、立ち上がったときの血圧低下で疲労度を測定してくれる機能がある(https://support.polar.com/en/vantage-v)。

24 Doherty, M., & Smith, P. M. (2005). Effects of caffeine ingestion on rating of perceived exertion during and after exercise: a meta-analysis. *Scandinavian journal of medicine & science in sports*, 15(2), 69-78.
Grgic, J., Trexler, E. T., Lazinica, B., & Pedisic, Z. (2018). Effects of caffeine intake on muscle strength and power: a systematic review and meta-analysis. *Journal of the International Society of Sports Nutrition*, 15(1), 11.

25 https://www.runnersworld.com/training/a20790558/advice-to-a-young-athlete/

26 Saunders, B., Elliott-Sale, K., Artioli, G. G., Swinton, P. A., Dolan, E., Roschel, H., ... & Gualano, B. (2017). β -alanine supplementation to improve exercise capacity and performance: a systematic review and meta-analysis. *British Journal of Science Medicine*, 51(8), 658-669.

27 Jones, A. M. (2014). Dietary nitrate supplementation and exercise performance. *Sports medicine*, 44(1), 35-45.
Ormsbee, M. J., Lox, J., & Arciero, P. J. (2013). Beetroot juice and exercise performance. *Nutrition and Dietary Supplements*, 5, 27-35.
Clifford, T., Bell, O., West, D. J., Howatson, G., & Stevenson, E. J. (2016). The effects of beetroot juice supplementation on indices of muscle damage following eccentric exercise. *European journal of applied physiology*, 116(2), 353-362.
Poortmans, J. R., Gualano, B., & Carpentier, A. (2015). Nitrate supplementation and human exercise performance: too much of a good thing?. *Current Opinion in Clinical Nutrition & Metabolic Care*, 18(6), 599-604.

28 Devries, M. C., & Phillips, S. M. (2014). Creatine supplementation during resistance training in older adults—a meta-analysis. *Medicine & Science in Sports & Exercise*, 46(6), 1194-1203.
Lanhers, C., Pereira, B., Naughton, G., Trousselard, M., Lesage, F. X., & Dutheil, F.

(2017). Creatine supplementation and upper limb strength performance: A systematic review and meta-analysis. *Sports medicine*, 47(1), 163-173.

29 Tomcik, K. A., Camera, D. M., Bone, J. L., Ross, M. L., Jeacocke, N. A., Tachtsis, B., ... & Burke, L. M. (2018). Effects of Creatine and Carbohydrate Loading on Cycling Time Trial Performance. *Medicine and science in sports and exercise*, 50(1), 141-150.

30 Nieman, D., Gillitt, N., Meaney, M., & Dew, D. (2015). No positive influence of ingesting chia seed oil on human running performance. *Nutrients*, 7(5), 3666-3676.

Nieman, D., & Meaney, M. P. (2016). Ingesting 25 g/day milled chia seeds for two weeks does not affect exercise performance. *The FASEB Journal*, 30 (1supplement), 682-1.

31 Kulczyński, B., & Gramza-Michałowska, A. (2016). Goji berry (Lycium barbarum): composition and health effects–a review. *Polish Journal of Food and Nutrition Sciences*, 66(2), 67-75.

32 https://www.runnersworld.com/training/a20861889/the-seven-pillars-of-running-wisdom/

33 Sánchez-Villegas, A., Galbete, C., Martinez-González, M. Á., Martinez, J. A., Razquin, C., Salas-Salvadó, J., ... & Martí, A. (2011). The effect of the Mediterranean diet on plasma brain-derived neurotrophic factor (BDNF) levels: the PREDIMED-NAVARRA randomized trial. *Nutritional neuroscience*, 14(5), 195-201.

34 Heijtz, R. D., Wang, S., Anuar, F., Qian, Y., Björkholm, B., Samuelsson, A., ... & Pettersson, S. (2011). Normal gut microbiota modulates brain development and behavior. *Proceedings of the National Academy of Sciences*, 108(7), 3047-3052.

35 Stranahan, A. M., Lee, K., Martin, B., Maudsley, S., Golden, E., Cutler, R. G., & Mattson, M. P. (2009). Voluntary exercise and caloric restriction enhance hippocampal dendritic spine density and BDNF levels in diabetic mice. *Hippocampus*, 19(10), 951-961.

EXERCISE 05

1 Northey, J. M., Cherbuin, N., Pumpa, K. L., Smee, D. J., & Rattray, B. (2018). Exercise interventions for cognitive function in adults older than 50: a systematic review with meta-analysis. *British Journal of Sports Medicine*, 52(3), 154-160.

Wilke, J., Giesche, F., Klier, K., Vogt, L., Herrmann, E., & Banzer, W. (2019). Acute

effects of resistance exercise on cognitive function in healthy adults: a systematic review with multilevel meta-analysis. *Sports Medicine*, 49(6), 905-916.
ウィルケらの報告は、ノーザイらのメタ解析の3分の1程度の研究を対象としたものだが、筋トレには微妙な効果しか認められていない。

2 Li, L., Men, W. W., Chang, Y. K., Fan, M. X., Ji, L., & Wei, G. X. (2014). Acute aerobic exercise increases cortical activity during working memory: a functional MRI study in female college students. *PloS one*, 9(6).

3 Herold, F., Hamacher, D., Schega, L., & Mueller, N. G. (2018). Thinking while Moving or Moving while Thinking–Concepts of motor-cognitive training for cognitive performance enhancement. *Frontiers in aging neuroscience*, 10.
Beurskens, R., Steinberg, F., Antoniewicz, F., Wolff, W., & Granacher, U. (2016). Neural correlates of dual-task walking: effects of cognitive versus motor interference in young adults. *Neural plasticity*, 2016.
Al-Yahya, E., Johansen-Berg, H., Kischka, U., Zarei, M., Cockburn, J., & Dawes, H. (2016). Prefrontal cortex activation while walking under dual-task conditions in stroke: a multimodal imaging study. *Neurorehabilitation and neural repair*, 30(6), 591-599.

4 作業記憶アップにはほかにも、メタ解析で太極拳に優れた効果が見られ、ヨガにも同様の効果があった。

5 Wilke, J., Giesche, F., Klier, K., Vogt, L., Herrmann, E., & Banzer, W. (2019). Acute effects of resistance exercise on cognitive function in healthy adults: a systematic review with multilevel meta-analysis. *Sports Medicine*, 49(6), 905-916.

6 Wheeler, M. J., Green, D. J., Ellis, K. A., Cerin, E., Heinonen, I., Naylor, L. H., ... & Eikelis, N. (2019). Distinct effects of acute exercise and breaks in sitting on working memory and executive function in older adults: a three-arm, randomised cross-over trial to evaluate the effects of exercise with and without breaks in sitting on cognition. *British Journal of Sports Medicine*, 54(13), 776-781.
朝30分の有酸素運動ののち、職場で30分ごと3分間歩くと、作業記憶とBDNFが有意に改善した。

7 Kujach, S., Byun, K., Hyodo, K., Suwabe, K., Fukuie, T., Laskowski, R., ... & Soya, H. (2018). A transferable high-intensity intermittent exercise improves executive performance in association with dorsolateral prefrontal activation in young adults. *Neuroimage*, 169, 117-125.

8 Northey, J. M., Cherbuin, N., Pumpa, K. L., Smee, D. J., & Rattray, B. (2018). Exercise interventions for cognitive function in adults older than 50: a systematic review with meta-analysis. *British Journal of Sports Medicine*, 52(3), 154-160.

García-Hermoso, A., Ramírez-Vélez, R., Ramírez-Campillo, R., Peterson, M. D., & Martínez-Vizcaíno, V. (2018). Concurrent aerobic plus resistance exercise versus aerobic exercise alone to improve health outcomes in paediatric obesity: a systematic review and meta-analysis. *British Journal of Sports Medicine*, 52(3), 161-166.
有酸素と筋トレを組み合わせると小児の肥満にいっそう効果的だったというメタ解析。

9 WHO、American Cancer Society、American College of Sport Medicine、American Heart Associationなど多くの名だたる団体が、有酸素運動と筋トレ両方を推奨するにもかかわらずである。

10 Ludyga, S., Gerber, M., Pühse, U., Looser, V. N., & Kamijo, K. (2020). Systematic review and meta-analysis investigating moderators of long-term effects of exercise on cognition in healthy individuals. *Nature Human Behaviour*, 4(6), 603-612.

11 Moreau, D., & Chou, E. (2019). The Acute Effect of High-Intensity Exercise on Executive Function: A Meta-Analysis. *Perspectives on Psychological Science*, 14 (5), 734-764.

12 Jiménez-Pavón, D., & Lavie, C. J. (2017). High-intensity intermittent training versus moderate-intensity intermittent training: is it a matter of intensity or intermittent efforts? *British Journal of Sports Medicine*, 51(18), 1319-1320.

13 Costigan, S. A., Eather, N., Plotnikoff, R. C., Hillman, C. H., & Lubans, D. R. (2016). High-intensity interval training for cognitive and mental health in adolescents. *Medicine & science in sports & exercise*, 48(10), 1985-1993.
有酸素運動と筋トレにHIITを組み合わせたら、遂行機能にとても効果的だったというデータ。

14 例：セラバンド（TheraBand）はリハビリなどが目的の、プロも使用する質の高いバンドを提供している。さまざまな強度があり、剛性にも優れている。初心者は黄色のセラバンドを勧める（軽すぎて心拍数が上がらない場合、赤色あるいは緑色)。日本のアマゾンからも手に入る。

15 いくつかの世界や国レベルの団体は、高強度の運動は、中等度に比べて時間を半分にすることが可能としている。World Health Organization (WHO): https://www.who.int/dietphysicalactivity/physical-activity-recommendations-18-64years.pdf
American Cancer Society (ACS)：https://www.cancer.org/latest-news/exercise-linked-with-lower-risk-of-13-types-of-cancer.html
MD Anderson Cancer Center: https://www.mdanderson.org/prevention-screening/manage-your-risk/physical-activity.html

16 Barha, C. K., Davis, J. C., Falck, R. S., Nagamatsu, L. S., & Liu-Ambrose, T. (2017). Sex differences in exercise efficacy to improve cognition: A systematic review and meta-analysis of randomized controlled trials in older humans. *Frontiers in neuroendocrinology*, 46, 71-85.
World Health Organization. WHO Global recommendations on physical activity for health. Geneva: World Health Organization; 2011.
Chodzko-Zajko, W. J., Proctor, D. N., Singh, M. A. F., Minson, C. T., Nigg, C. R., Salem, G. J., & Skinner, J. S. (2009). Exercise and physical activity for older adults. *Medicine & science in sports & exercise*, 41(7), 1510-1530.

17 Moreau, D., & Chou, E. (2019). The Acute Effect of High-Intensity Exercise on Executive Function: A Meta-Analysis. *Perspectives on Psychological Science*, 14 (5), 734-764.
Costigan, S. A., Eather, N., Plotnikoff, R. C., Hillman, C. H., & Lubans, D. R. (2016). High-intensity interval training for cognitive and mental health in adolescents. *Medicine & science in sports & exercise*, 48(10), 1985-1993.
後者は筋トレ、有酸素、HIITの組み合わせが遂行機能に効果的との報告。

18 Zhang, Y., Li, C., Zou, L., Liu, X., & Song, W. (2018). The effects of mind-body exercise on cognitive performance in elderly: A systematic review and meta-analysis. *International journal of environmental research and public health*, 15(12), 2791.

19 著者による最大限の検索に基づく。システマティック・レビューレベルになりえないことを付記する。

20 Gothe, N. P., & McAuley, E. (2015). Yoga and cognition: a meta-analysis of chronic and acute effects. Psychosomatic medicine, 77(7), 784-797.
Wayne, P. M., Walsh, J. N., Taylor-Piliae, R. E., Wells, R. E., Papp, K. V., Donovan, N. J., & Yeh, G. Y. (2014). Effect of Tai Chi on cognitive performance in older adults: Systematic review and meta-analysis. *Journal of the American Geriatrics Society*, 62(1), 25-39.
Northey, J. M., Cherbuin, N., Pumpa, K. L., Smee, D. J., & Rattray, B. (2018). Exercise interventions for cognitive function in adults older than 50: a systematic review with meta-analysis. *British Journal of Sports Medicine*, 52(3), 154-160.

21 Kelly, M. E., Loughrey, D., Lawlor, B. A., Robertson, I. H., Walsh, C., & Brennan, S. (2014). The impact of exercise on the cognitive functioning of healthy older adults: a systematic review and meta-analysis. *Ageing research reviews*, 16, 12-31.

22 Cahn, B. R., Goodman, M. S., Peterson, C. T., Maturi, R., & Mills, P. J. (2017). Yoga, meditation and mind-body health: increased BDNF, cortisol awakening response,

and altered inflammatory marker expression after a 3-month yoga and meditation retreat. *Frontiers in human neuroscience*, 11, 315.

Tolahunase, M., Sagar, R., & Dada, R. (2017). Impact of yoga and meditation on cellular aging in apparently healthy individuals: a prospective, open-label single-arm exploratory study. Oxidative medicine and cellular longevity, 2017.

Sungkarat, S., Boripuntakul, S., Kumfu, S., Lord, S. R., & Chattipakorn, N. (2018). Tai Chi improves cognition and plasma BDNF in older adults with mild cognitive impairment: a randomized controlled trial. *Neurorehabilitation and neural repair*, 32(2), 142-149.

Taha, S. A., & Ibraheim, N. A. A. (2014). Effect of Tai Chi exercise released BDNF in physical improvement in adult females. *International Journal of Sport Science & Arts (IJSSA)* .

23 Streeter, C. C., Whitfield, T. H., Owen, L., Rein, T., Karri, S. K., Yakhkind, A., ... & Jensen, J. E. (2010). Effects of yoga versus walking on mood, anxiety, and brain GABA levels: a randomized controlled MRS study. *The Journal of Alternative and Complementary Medicine*, 16(11), 1145-1152.

24 Villemure, C., Čeko, M., Cotton, V. A., & Bushnell, M. C. (2013). Insular cortex mediates increased pain tolerance in yoga practitioners. *Cerebral cortex*, 24(10), 2732-2740.

Desai, R., Tailor, A., & Bhatt, T. (2015). Effects of yoga on brain waves and structural activation: *A review. Complementary therapies in clinical practice*, 21(2), 112-118.

Froeliger, B., Garland, E. L., & McClernon, F. J. (2012). Yoga meditation practitioners exhibit greater gray matter volume and fewer reported cognitive failures: results of a preliminary voxel-based morphometric analysis. *Evidence-Based Complementary and Alternative Medicine*, 2012.

25 Stonnington, C. M., Krell-Roesch, J., Locke, D. E., Hentz, J. G., Dueck, A. C., Geda, Y. E., ... & Caselli, R. J. (2019). Impact of Zumba on Cognition and Quality of Life is Independent of APOE4 Carrier Status in Cognitively Unimpaired Older Women: A 6-Month Randomized Controlled Pilot Study. *American Journal of Alzheimer's Disease & Other Dementias®*.

26 Rehfeld, K., Lüders, A., Hökelmann, A., Lessmann, V., Kaufmann, J., Brigadski, T., ... & Müller, N. G. (2018). Dance training is superior to repetitive physical exercise in inducing brain plasticity in the elderly. *PloS one*, 13(7).

27 Ludyga, S., Gerber, M., Pühse, U., Looser, V. N., & Kamijo, K. (2020). Systematic review and meta-analysis investigating moderators of long-term effects of exercise on cognition in healthy individuals. *Nature Human Behaviour*, 4(6), 603-

612.
28 Northey, J. M., Cherbuin, N., Pumpa, K. L., Smee, D. J., & Rattray, B. (2018). Exercise interventions for cognitive function in adults older than 50: a systematic review with meta-analysis. *British Journal of Sports Medicine*, 52(3), 154-160.
29 Sanders, L. M., Hortobagyi, T., la Bastide-van Gemert, S., van der Zee, E. A., & van Heuvelen, M. J. (2019). Dose-response relationship between exercise and cognitive function in older adults with and without cognitive impairment: a systematic review and meta-analysis. *PloS one*, 14(1).
30 Wilke, J., Giesche, F., Klier, K., Vogt, L., Herrmann, E., & Banzer, W. (2019). Acute effects of resistance exercise on cognitive function in healthy adults: a systematic review with multilevel meta-analysis. *Sports Medicine*, 49(6), 905-916.
31 Ekelund, U., Tarp, J., Steene-Johannessen, J., Hansen, B. H., Jefferis, B., Fagerland, M. W., ... & Larson, M. G. (2019). Dose-response associations between accelerometry measured physical activity and sedentary time and all cause mortality: systematic review and harmonised meta-analysis. *British Medical Journal*, 366, l4570.
32 https://youtu.be/gfL7bxPAarY
カリフォルニア大学サンディエゴ校の講演で、30分以下の運動も効果的でありうるとの指摘。
33 Moore, S. C., Lee, I. M., Weiderpass, E., Campbell, P. T., Sampson, J. N., Kitahara, C. M., ... & Adami, H. O. (2016). Association of leisure-time physical activity with risk of 26 types of cancer in 1.44 million adults. *JAMA internal medicine*, 176(6), 816-825.
34 Li, J., & Siegrist, J. (2012). Physical activity and risk of cardiovascular disease—a meta-analysis of prospective cohort studies. *International journal of environmental research and public health*, 9(2), 391-407.
35 Paillard, T. (2015). Preventive effects of regular physical exercise against cognitive decline and the risk of dementia with age advancement. *Sports medicine-open*, 1(1), 20.

EXERCISE 06

1 Cross, E. S., Hamilton, A. F. D. C., & Grafton, S. T. (2006). Building a motor simulation de novo: observation of dance by dancers. *Neuroimage*, 31(3), 1257-1267.
2 Schonbrun, Z. (2018). *The performance cortex: How neuroscience is redefining*

athletic genius. Penguin.
3 Cattaneo, L., & Rizzolatti, G. (2009). The mirror neuron system. *Archives of neurology*, 66(5), 557-560.
4 Weng, H. Y., Fox, A. S., Shackman, A. J., Stodola, D. E., Caldwell, J. Z., Olson, M. C., ... & Davidson, R. J. (2013). Compassion training alters altruism and neural responses to suffering. *Psychological science*, 24(7), 1171-1180.
5 Weng, H. Y., Fox, A. S., Shackman, A. J., Stodola, D. E., Caldwell, J. Z., Olson, M. C., ... & Davidson, R. J. (2013). Compassion training alters altruism and neural responses to suffering. *Psychological science*, 24(7), 1171-1180.
6 Lamm, C., Decety, J., & Singer, T. (2011). Meta-analytic evidence for common and distinct neural networks associated with directly experienced pain and empathy for pain. *Neuroimage*, 54(3), 2492-2502.
32のfMRI研究をメタ解析した結果で、人が痛みを感じている部分を見ると、人を理解する脳(下部頭頂葉、腹側前運動野)が活性化、その人の気持ちについては、上側頭葉、楔前部、腹側内側前頭葉、側頭・頭頂ジャンクションが活性化して共感しようとしていた。
7 Laborde, S., Dosseville, F., & Allen, M. S. (2016). Emotional intelligence in sport and exercise: A systematic review. *Scandinavian journal of medicine & science in sports*, 26(8), 862-874.
Zysberg, L., & Hemmel, R. (2018). Emotional intelligence and physical activity. *Journal of Physical Activity and Health*, 15(1), 53-56.
Aouani, H., Slimani, M., Bragazzi, N. L., Hamrouni, S., & Elloumi, M. (2019). A preliminary validation of the Arabic version of the “Profile of Emotional Competence” questionnaire among Tunisian adolescent athletes and nonathletes: insights and implications for sports psychology. *Psychology research and behavior management*, 12, 155-167.
8 Magnini, V. P., Lee, G., & Kim, B. (2011). The cascading affective consequences of exercise among hotel workers. *International Journal of Contemporary Hospitality Management*, 23(5), 624-643.
ほかにもEQが仕事のパフォーマンスを上げるという報告は、
Slaski, M., & Cartwright, S. (2002). Health, performance and emotional intelligence: An exploratory study of retail managers. Stress and Health: *Journal of the International Society for the Investigation of Stress*, 18(2), 63-68.
9 Eaves, D. L., Riach, M., Holmes, P. S., & Wright, D. J. (2016). Motor imagery during action observation: a brief review of evidence, theory and future research opportunities. *Frontiers in neuroscience*, 10, 514.

Taube, W., Mouthon, M., Leukel, C., Hoogewoud, H. M., Annoni, J. M., & Keller, M. (2015). Brain activity during observation and motor imagery of different balance tasks: an fMRI study. *Cortex*, 64, 102-114.
想像よりも、実際の動きを見るほうが脳の活動は高く、運動パフォーマンスも共感力もアップする。「百考は一見にしかず」なのだ。

10 https://www.nytimes.com/2017/01/04/sports/neurotracker-athletic-performance.html

11 https://www.youtube.com/watch?v=5MZgaaVZjDE

12 https://dime.jp/genre/752435/

13 Kasahara, S., Mashiko, H., & Niwa, S. I. (2008). Superior performance in WAIS-R block design among top-level rugby players. *British journal of sports medicine*, 42(11), 932-933.

14 Nakata H. Exploring my brain. In: Nakata H, ed. *Shincho45*'Acca!!'. Tokyo: Shinchosha Publishing Co., Ltd., 1998:126–37.

15 Moser, E. I., Kropff, E., & Moser, M. B. (2008). Place cells, grid cells, and the brain's spatial representation system. *Annual Review of Neuroscience*, 31, 69-89.

16 Medendorp, W. P., Goltz, H. C., Vilis, T., & Crawford, J. D. (2003). Gaze-centered updating of visual space in human parietal cortex. *Journal of neuroscience*, 23 (15), 6209-6214.

17 Schonbrun, Z. (2018). *The performance cortex: How neuroscience is redefining athletic genius.* Penguin.

18 Han, J., Waddington, G., Anson, J., & Adams, R. (2015). Level of competitive success achieved by elite athletes and multi-joint proprioceptive ability. *Journal of Science and Medicine in Sport*, 18(1), 77-81.
これを位置感覚といって、たとえば目を閉じても手先がどこにあるかわかるという感覚機能。

19 Naito, E., & Hirose, S. (2014). Efficient foot motor control by Neymar's brain. *Frontiers in human neuroscience,* 8, 594.

20 Lotze, M., Scheler, G., Tan, H. R., Braun, C., & Birbaumer, N. (2003). The musician's brain: functional imaging of amateurs and professionals during performance and imagery. *Neuroimage*, 20(3), 1817-1829.

21 Schonbrun, Z. (2018). *The performance cortex: How neuroscience is redefining athletic genius.* Penguin.

22 McMorris, T. (Ed.). (2015). *Exercise-cognition interaction: Neuroscience perspectives.* Academic Press.

23 Tomasino, B., & Gremese, M. (2016). The cognitive side of M1. *Frontiers in human*

neuroscience, 10, 298.
24 Rizzolatti, G., Fogassi, L., & Gallese, V. (2002). Motor and cognitive functions of the ventral premotor cortex. *Current opinion in neurobiology*, 12(2), 149-154.
25 Schmahmann, J. D., & Caplan, D. (2006). Cognition, emotion and the cerebellum. *Brain*, 129(2), 290-292.

EXERCISE 07

1 Harvey, S. B., Øverland, S., Hatch, S. L., Wessely, S., Mykletun, A., & Hotopf, M. (2017). Exercise and the prevention of depression: results of the HUNT Cohort Study. *American Journal of Psychiatry,* 175(1), 28-36.
2 Schuch, F. B., & Stubbs, B. (2019). The Role of Exercise in Preventing and Treating Depression. *Current sports medicine reports*, 18(8), 299-304.
3 Schuch, F. B., Vancampfort, D., Firth, J., Rosenbaum, S., Ward, P. B., Silva, E. S., ... & Fleck, M. P. (2018). Physical activity and incident depression: a meta-analysis of prospective cohort studies. *American Journal of Psychiatry*, 175(7), 631-648.
4 Schuch, F. B., Vancampfort, D., Firth, J., Rosenbaum, S., Ward, P. B., Silva, E. S., ... & Fleck, M. P. (2018). Physical activity and incident depression: a meta-analysis of prospective cohort studies. *American Journal of Psychiatry*, 175(7), 631-648.
5 McLafferty Jr, C. L., Wetzstein, C. J., & Hunter, G. R. (2004). Resistance training is associated with improved mood in healthy older adults. *Perceptual and Motor Skills*, 98(3), 947-957.
Cassilhas, R. C., Antunes, H. K. M., Tufik, S., & De Mello, M. T. (2010). Mood, anxiety, and serum IGF-1 in elderly men given 24 weeks of high resistance exercise. *Perceptual and motor skills*, 110(1), 265-276.
筋トレについては科学的データはまだ少ない。もちろん身体が引き締まることで気分も自尊心も上がるだろうが。
6 Bocchio-Chiavetto, L., Bagnardi, V., Zanardini, R., Molteni, R., Gabriela Nielsen, M., Placentino, A., ... & Gennarelli, M. (2010). Serum and plasma BDNF levels in major depression: a replication study and meta-analyses. *The World Journal of Biological Psychiatry*, 11(6), 763-773.
7 Gujral, S., Aizenstein, H., Reynolds III, C. F., Butters, M. A., & Erickson, K. I. (2017). Exercise effects on depression: possible neural mechanisms. *General hospital psychiatry*, 49, 2-10.
前頭前野、前帯状皮質、海馬などが関連するとされる。
8 Stubbs, B., Vancampfort, D., Rosenbaum, S., Firth, J., Cosco, T., Veronese, N., ... &

Schuch, F. B. (2017). An examination of the anxiolytic effects of exercise for people with anxiety and stress-related disorders: A meta-analysis. *Psychiatry Research*, 249, 102-108.
9 Kredlow, M. A., Capozzoli, M. C., Hearon, B. A., Calkins, A. W., & Otto, M. W. (2015). The effects of physical activity on sleep: a meta-analytic review. *Journal of behavioral medicine*, 38(3), 427-449.
単発、継続した運動ともに、睡眠の寝つきや質などを改善させた。
10 Cramer, H., Lauche, R., Langhorst, J., & Dobos, G. (2013). Yoga for depression: A systematic review and meta-analysis. *Depression and anxiety*, 30(11), 1068-1083.
不安への効果は限られていた。
11 Ulrich, M., Keller, J., & Grön, G. (2015). Neural signatures of experimentally induced flow experiences identified in a typical fMRI block design with BOLD imaging. *Social cognitive and affective neuroscience*, 11(3), 496-507.
12 Mumford, G. (2015). *The mindful athlete: Secrets to pure performance.* Parallax Press.
13 Tang, Y. Y., Hölzel, B. K., & Posner, M. I. (2015). The neuroscience of mindfulness meditation. *Nature Reviews Neuroscience*, 16(4), 213-225.
14 Grant, J. A., Courtemanche, J., & Rainville, P. (2011). A non-elaborative mental stance and decoupling of executive and pain-related cortices predicts low pain sensitivity in Zen meditators. *PAIN®*, 152(1), 150-156.
15 Goyal, M., Singh, S., Sibinga, E. M., Gould, N. F., Rowland-Seymour, A., Sharma, R., ... & Ranasinghe, P. D. (2014). Meditation programs for psychological stress and well-being: a systematic review and meta-analysis. *JAMA internal medicine*, 174 (3), 357-368.
16 Querstret, D., Cropley, M., & Fife-Schaw, C. (2017). Internet-based instructor-led mindfulness for work-related rumination, fatigue, and sleep: Assessing facets of mindfulness as mechanisms of change. A randomized waitlist control trial. *Journal of Occupational Health Psychology*, 22(2), 153-169.
17 Alderman, B. L., Olson, R. L., Brush, C. J., & Shors, T. J. (2016). MAP training: combining meditation and aerobic exercise reduces depression and rumination while enhancing synchronized brain activity. *Translational psychiatry*, 6(2), e726.
18 TransHope Medicalプレリミナリーデータ。
19 Haase, L., May, A. C., Falahpour, M., Isakovic, S., Simmons, A. N., Hickman, S. D., ... & Paulus, M. P. (2015). A pilot study investigating changes in neural processing after mindfulness training in elite athletes. *Frontiers in behavioral neuroscience*, 9, 229.

20 Ulrich, M., Niemann, J., Boland, M., Kammer, T., Niemann, F., & Grön, G. (2018). The neural correlates of flow experience explored with transcranial direct current stimulation. *Experimental brain research*, 236(12), 3223-3237.
21 Angius, L., Hopker, J., & Mauger, A. R. (2017). The ergogenic effects of transcranial direct current stimulation on exercise performance. *Frontiers in physiology*, 8, 90.
22 https://www.outsideonline.com/2403893/neurofire-brain-stimulation-tdcs-bike-tour
23 Ganesh, G., Minamoto, T., & Haruno, M. (2019). Activity in the dorsal ACC causes deterioration of sequential motor performance due to anxiety. *Nature communications*, 10(1), 1-11.
24 Csikszentmihalyi, M., Abuhamdeh, S., & Nakamura, J. (2014). Flow. In *Flow and the foundations of positive psychology* (pp. 227-238). Springer, Dordrecht.
フロー（ゾーン状態）を最初に提唱したチクセントミハイは、著書のなかでこれらを推奨している。
Rehfeld, K., Lüders, A., Hökelmann, A., Lessmann, V., Kaufmann, J., Brigadski, T., ... & Müller, N. G. (2018). Dance training is superior to repetitive physical exercise in inducing brain plasticity in the elderly. *PloS one*, 13(7).
Meng, X., Li, G., Jia, Y., Liu, Y., Shang, B., Liu, P., ... & Chen, L. (2019). Effects of dance intervention on global cognition, executive function and memory of older adults: a meta-analysis and systematic review. *Aging clinical and experimental research*, 1-13.
25 Afremow, J. (2015). *The champion's mind: How great athletes think, train, and thrive.* Rodale Books.を参照したうえで、著者が独自にリストアップしたもの。

EXERCISE 08

1 Jung-Beeman, M., Bowden, E. M., Haberman, J., Frymiare, J. L., Arambel-Liu, S., Greenblatt, R., ... & Kounios, J. (2004). Neural activity when people solve verbal problems with insight. *PLoS biology*, 2(4), e97.
2 Takeuchi, H., Taki, Y., Sassa, Y., Hashizume, H., Sekiguchi, A., Fukushima, A., & Kawashima, R. (2010). White matter structures associated with creativity: evidence from diffusion tensor imaging. *Neuroimage*, 51(1), 11-18.
3 Liu, S., Chow, H. M., Xu, Y., Erkkinen, M. G., Swett, K. E., Eagle, M. W., ... & Braun, A. R. (2012). Neural correlates of lyrical improvisation: an fMRI study of freestyle rap. *Scientific reports*, 2, 834.
4 Kounios, J., & Beeman, M. (2009). The Aha! moment: The cognitive neuroscience

of insight. *Current directions in psychological science*, 18(4), 210-216.
5 Liu, S., Chow, H. M., Xu, Y., Erkkinen, M. G., Swett, K. E., Eagle, M. W., ... & Braun, A. R. (2012). Neural correlates of lyrical improvisation: an fMRI study of freestyle rap. *Scientific reports*, 2, 834.
6 Oppezzo, M., & Schwartz, D. L. (2014). Give your ideas some legs: The positive effect of walking on creative thinking. *Journal of experimental psychology: learning, memory, and cognition*, 40(4), 1142-1152.
自然に触れたあと、ある創造的なメタファーを思いついたのは95%、対照群は50%に過ぎなかった。
Berman, M. G., Jonides, J., & Kaplan, S. (2008). The cognitive benefits of interacting with nature. *Psychological science*, 19(12), 1207-1212.
自然に触れると、感覚がナチュラルに流れ、都会のような劇的な刺激にならない(ゆえに脳の瞬きが起きやすい)。
7 強度が上がると、クリエイティビティが現れるのはエクササイズ中でなく、その後が多いとされる。
8 Smith, P. J., Blumenthal, J. A., Hoffman, B. M., Cooper, H., Strauman, T. A., Welsh-Bohmer, K., ... & Sherwood, A. (2010). Aerobic exercise and neurocognitive performance: a meta-analytic review of randomized controlled trials. *Psychosomatic medicine*, 72(3), 239-252.
9 Wilke, J., Giesche, F., Klier, K., Vogt, L., Herrmann, E., & Banzer, W. (2019). Acute effects of resistance exercise on cognitive function in healthy adults: a systematic review with multilevel meta-analysis. *Sports Medicine*, 49(6), 905-916.
10 Aglioti, S. M., Cesari, P., Romani, M., & Urgesi, C. (2008). Action anticipation and motor resonance in elite basketball players. *Nature neuroscience*, 11(9), 1109-16.
プレーヤーでない人と比べると、フリースロー成功の予測率は26%高かった。
11 Herold, F., Hamacher, D., Schega, L., & Mueller, N. G. (2018). Thinking while Moving or Moving while Thinking–Concepts of motor-cognitive training for cognitive performance enhancement. *Frontiers in aging neuroscience*, 10.
12 Lauenroth, A., Ioannidis, A. E., & Teichmann, B. (2016). Influence of combined physical and cognitive training on cognition: a systematic review. *BMC geriatrics*, 16, 141.
13 Johann, V. E., Stenger, K., Kersten, S., & Karbach, J. (2016). Effects of motor-cognitive coordination training and cardiovascular training on motor coordination and cognitive functions. *Psychology of Sport and Exercise*, 24, 118-127.
Niederer, D., Plaumann, U., Seitz, T., Wallner, F., Wilke, J., Engeroff, T., ... & Banzer, W.

(2019). How does a 4-week motor–cognitive training affect choice reaction, dynamic balance and cognitive performance ability? A randomized controlled trial in well-trained, young, healthy participants. *SAGE open medicine*, 7.
14 Demirakca, T., Cardinale, V., Dehn, S., Ruf, M., & Ende, G. (2016). The exercising brain: changes in functional connectivity induced by an integrated multimodal cognitive and whole-body coordination training. *Neural plasticity*, 2016.
15 Ludyga, S., Gerber, M., Pühse, U., Looser, V. N., & Kamijo, K. (2020). Systematic review and meta-analysis investigating moderators of long-term effects of exercise on cognition in healthy individuals. *Nature Human Behaviour*, 4(6), 603-612.
16 Nakata, H., Yoshie, M., Miura, A., & Kudo, K. (2010). Characteristics of the athletes' brain: evidence from neurophysiology and neuroimaging. *Brain research reviews*, 62(2), 197-211.
17 https://www.youtube.com/watch?v=1FMZVdy0qi0
18 https://www.youtube.com/watch?v=BXdlen0AUnw

著者

久賀谷 亮（くがや・あきら）

医師（日・米医師免許）／医学博士
イェール大学医学部精神神経科卒業

日本で臨床および精神薬理の研究に取り組んだあと、イェール大学で先端脳科学研究に携わり、臨床医としてアメリカ屈指の精神医療の現場に8年間にわたり従事する。そのほか、ロングビーチ・メンタルクリニック常勤医、ハーバーUCLA非常勤医など。

2010年、ロサンゼルスにて「TransHope Medical」を開業。同院長として、マインドフルネス認知療法やTMS磁気治療など、最先端の治療を取り入れた診療を展開中。臨床医として日米で25年以上のキャリアを持つ。

脳科学や薬物療法の研究分野では、2年連続で「Lustman Award」（イェール大学精神医学関連の学術賞）、「NARSAD Young Investigator Grant」（神経生物学の優秀若手研究者向け賞）を受賞。主著・共著合わせて50以上の論文があるほか、学会発表も多数。趣味はトライアスロン。

著書に『世界のエリートがやっている 最高の休息法』『脳疲労が消える 最高の休息法［CDブック］』、監訳・解説書にジャドソン・ブルワー『あなたの脳は変えられる』（以上、ダイヤモンド社）がある。

エクササイズ監修

中野ジェームズ修一（なかの・じぇーむず・しゅういち）

PTI認定プロフェッショナルフィジカルトレーナー
米国スポーツ医学会認定運動生理学士
（株）スポーツモチベーション　最高技術責任者
（社）フィジカルトレーナー協会（PTI）代表理事

「理論的かつ結果を出すトレーナー」として数多くのトップアスリートやチームのトレーナーを歴任。とくに卓球の福原愛選手やバドミントンのフジカキペア（藤井瑞希選手・垣岩令佳選手）などの個人トレーナーとして広く知られている。2014年からは青山学院大学駅伝チームのフィジカル強化も担当。

ランニングなどのパフォーマンスアップや健康維持増進のための講演、執筆など多方面で活躍。近年は超高齢化社会における健康寿命延伸のための啓蒙活動や、生活習慣病対策を軸とした企業の健康経営サポートなどにも注力している。

自身が技術責任者を務める東京神楽坂の会員制パーソナルトレーニング施設「CLUB100」は、「楽しく継続できる運動指導と高いホスピタリティ」で幅広い層から支持を集め活況を呈している。主な著書に『医師に「運動しなさい」と言われたら最初に読む本』（日経BP）、『青トレ』シリーズ（徳間書店）などベストセラー多数。書籍の累計発行総数は200万部を超える。

脳《のう》を最大限《さいだいげん》に活《い》かす
究極《きゅうきょく》の運動法《うんどうほう》

2021年12月30日　第１刷発行

著　　者　久賀谷亮
監　　修　中野ジェームズ修一
発 行 者　三宮博信

発 行 所　朝日新聞出版
〒104-8011　東京都中央区築地5-3-2
電　　話　03-5541-8832（編集）
03-5540-7793（販売）

印刷製本　大日本印刷株式会社

Published in Japan by Asahi Shimbun Publications Inc.　ISBN978-4-02-331939-4
定価はカバーに表示してあります。
落丁・乱丁の場合は弊社業務部（電話03-5540-7800）へご連絡ください。
送料弊社負担にてお取り替えいたします。